JN142916

100歳でもジャンプができる！ 1分ポコポコ骨たたき体操

森 千恕（著）
勇﨑賀雄（監修）

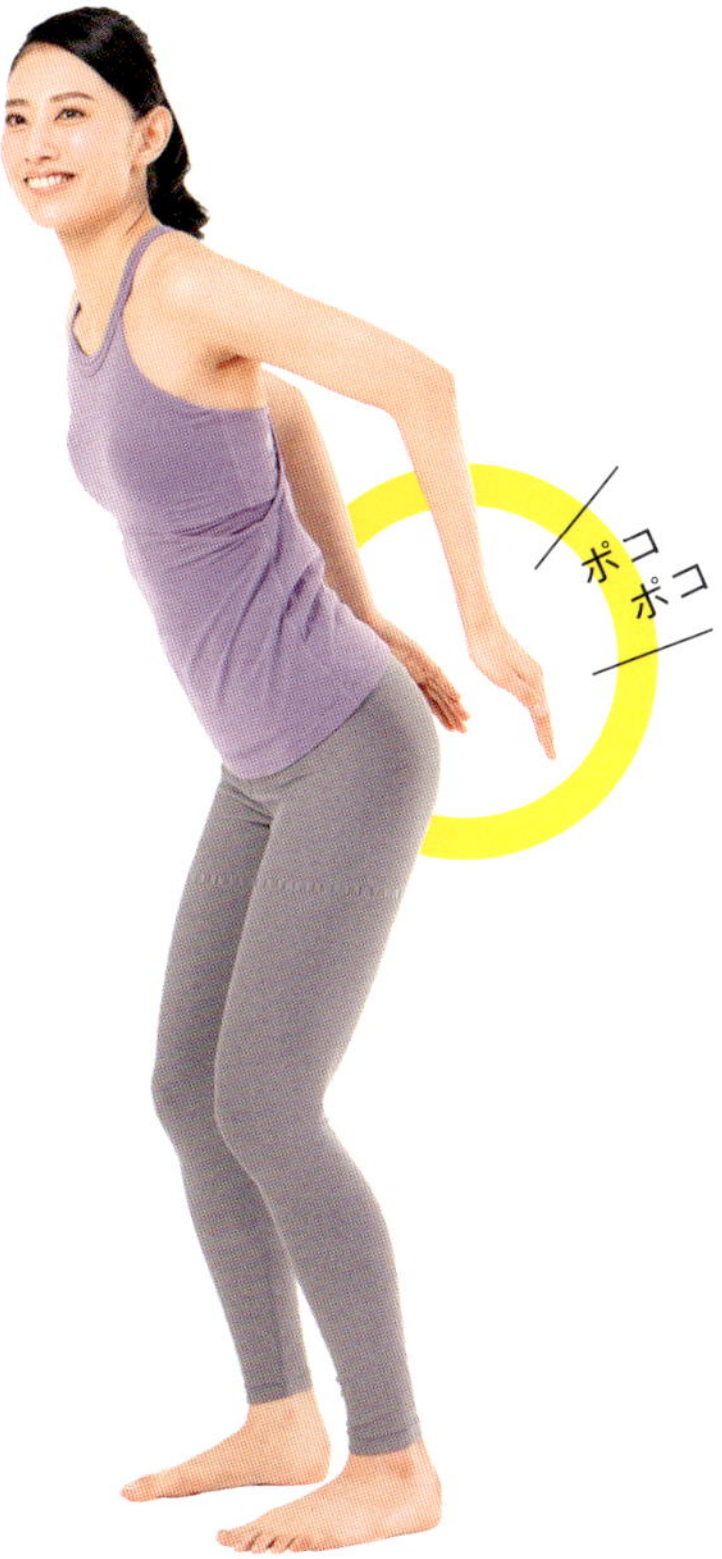

ポコポコたたくだけで
骨は丈夫になる！

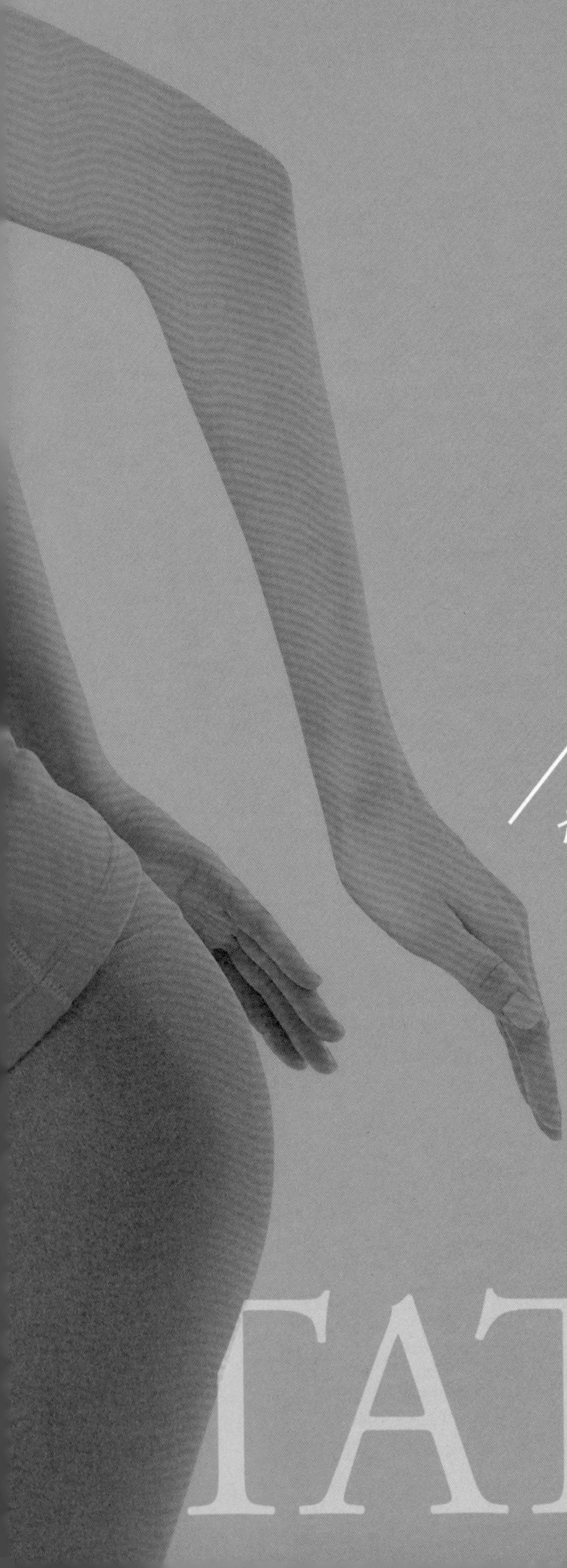

TATAKI

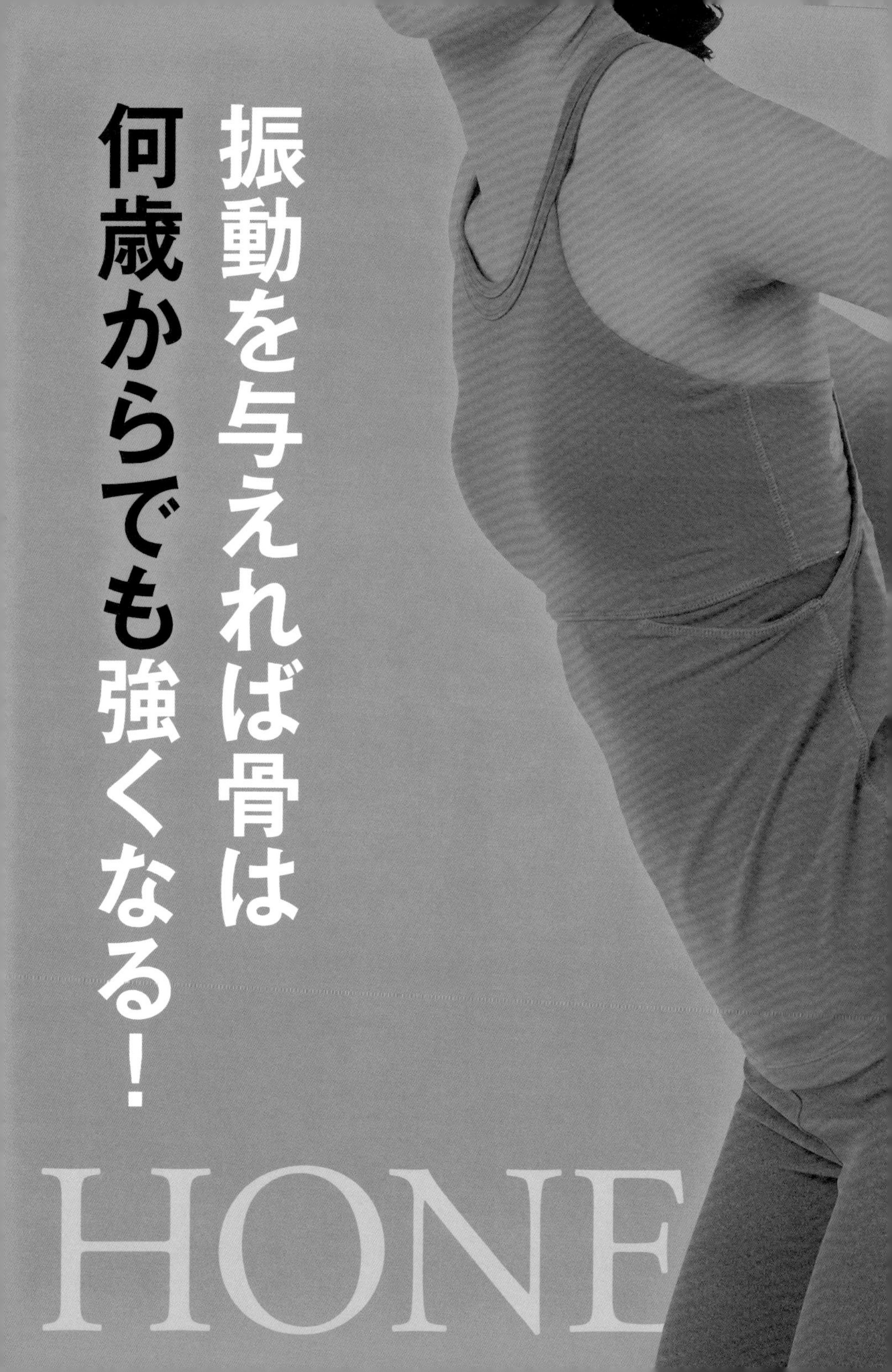
振動を与えれば骨は
何歳からでも強くなる！
HONE

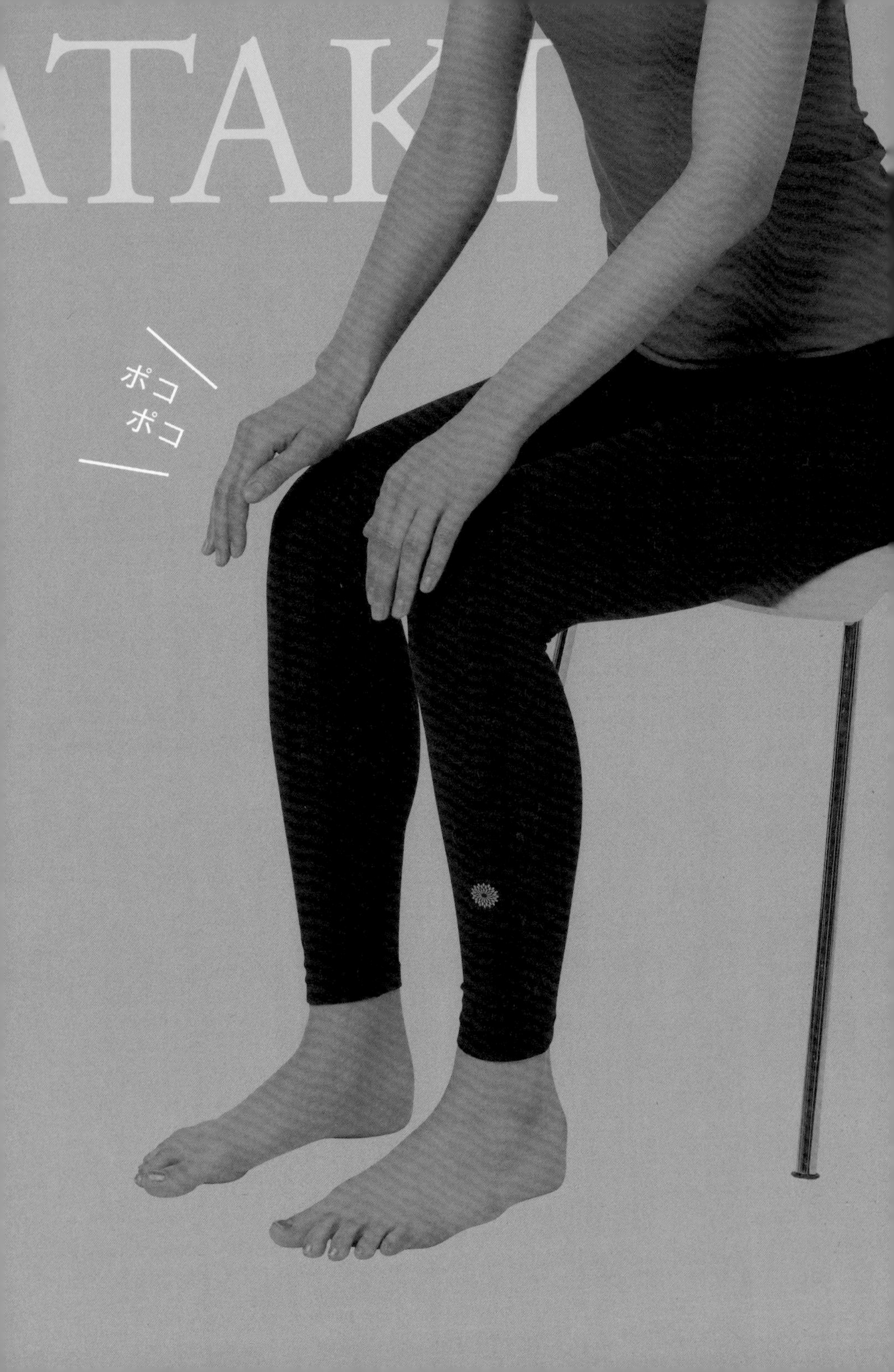
ATAKI
ポコポコ

HONE T

骨たたき体操は

一日たった1分でOK!

ゆがみが整い、
痛みやこりが改善する!

骨折予防にも!

はじめに

私は、「骨」から体を元気で健康にすることを人に教えています。そう言うと、多くの方が怪訝《けげん》な顔をします。骨は、誰の体にもある体の根幹なのですが、日ごろ意識することはほとんどないですよね。

でも、年齢を重ねて、骨粗鬆症《こつそしょうしょう》になったり、骨折しやすくなったりすると、途端に骨を気にする人が増えます。ただ、ほとんどの人が〝骨が歳とともに弱くなるのは仕方がなく、自分で強くすることはできない〟と思っているのではないでしょうか?

これは間違いで、**実は、骨は〝たたく〟と育つのです。**

それを簡単な体操にしたのが「ポコポコ骨たたき体操」です。

この体操で骨が育つ仕組みは、本書で詳しくお話ししますが、実際この体操を続けたら、**高齢の方でも、骨密度が上がったり、歩きづらかった人が歩けるようになったり、立ち上がれなかった人が立ち上がれるようになったり**と、体が大きく変わっています。

ぜひみなさんにもこの体操をお教えしたく思い、この本を作りました。何歳からでも骨は育ちます。今日から一緒に始めましょう！

からだの学校・湧氣塾 校長　森 千恕《せんじょ》

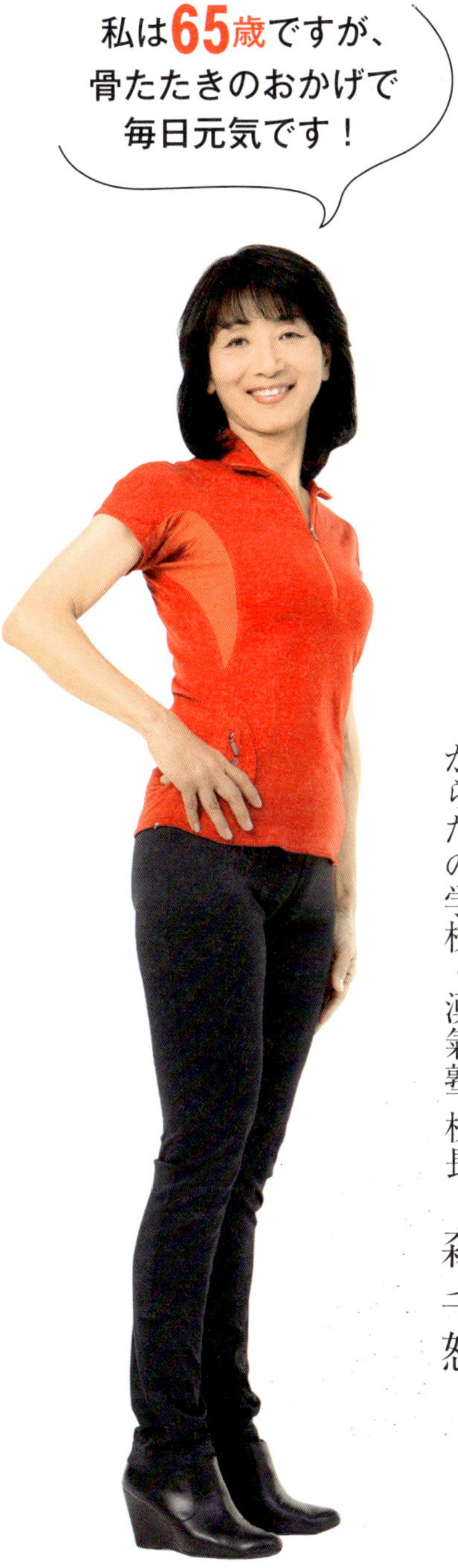
私は65歳ですが、
骨たたきのおかげで
毎日元気です！

骨たたき体操で こんなに元気に なりました！

骨たたきを続けたら、歩けるようになったり、痛みが取れたり、
体が動かしやすくなったという人が多数！　そんな方々の
体験談をご紹介。骨たたきの効果で、みんな元気でいきいき！

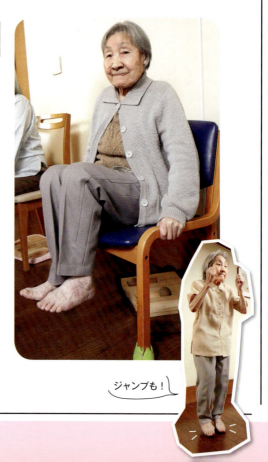

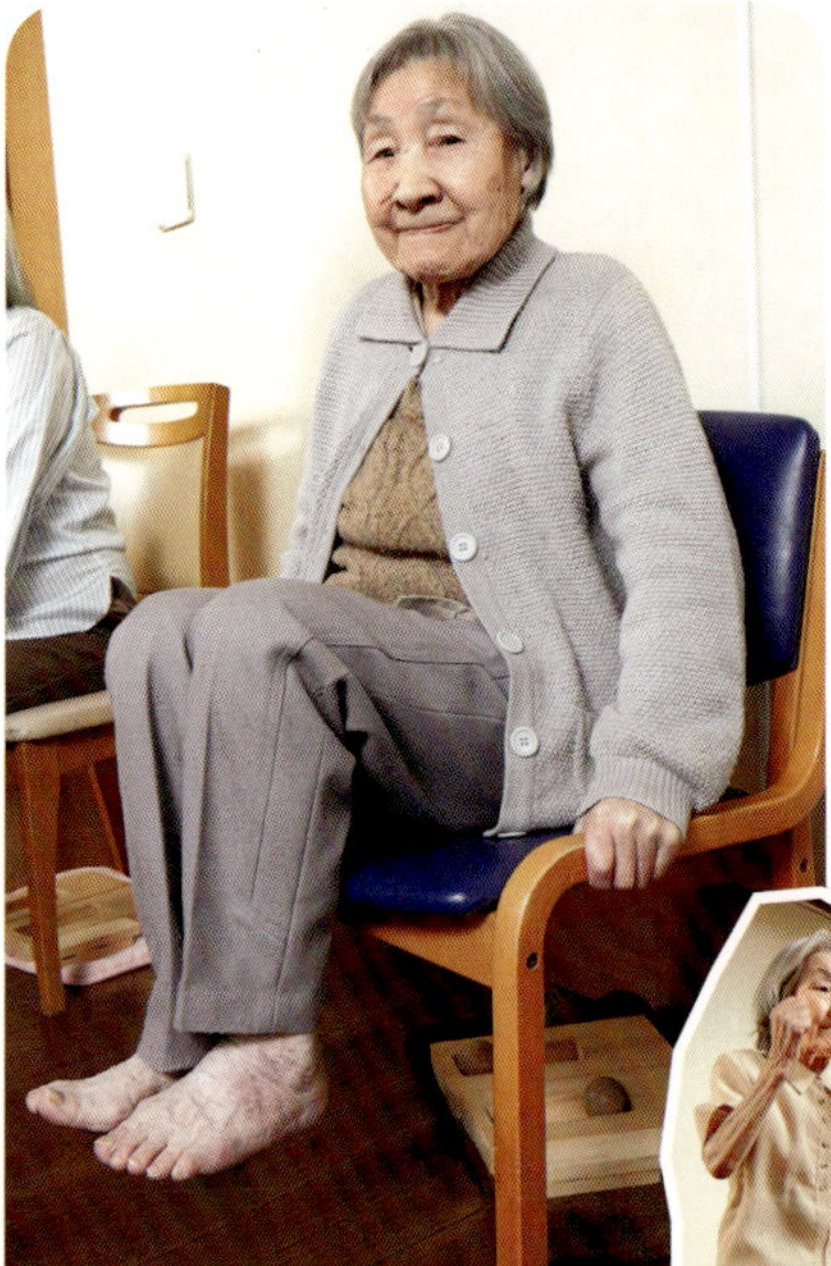

「狭心症や腰痛があり、圧迫骨折もしたりして、いつも体がつらかったのですが、骨たたきを続けたら、体を動かすのがラクになり、

座ってこんなに足を上げられるように！」

野村りんさん　94歳

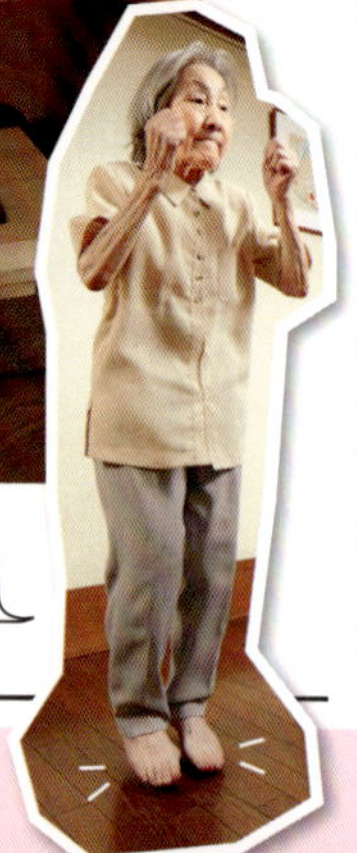

「骨粗鬆症、かつ左腕が上がらなかったのですが、骨たたきのおかげで、腕が上がるようになり、歩ける距離が延びて、**ジャンプもできるようになりました**」

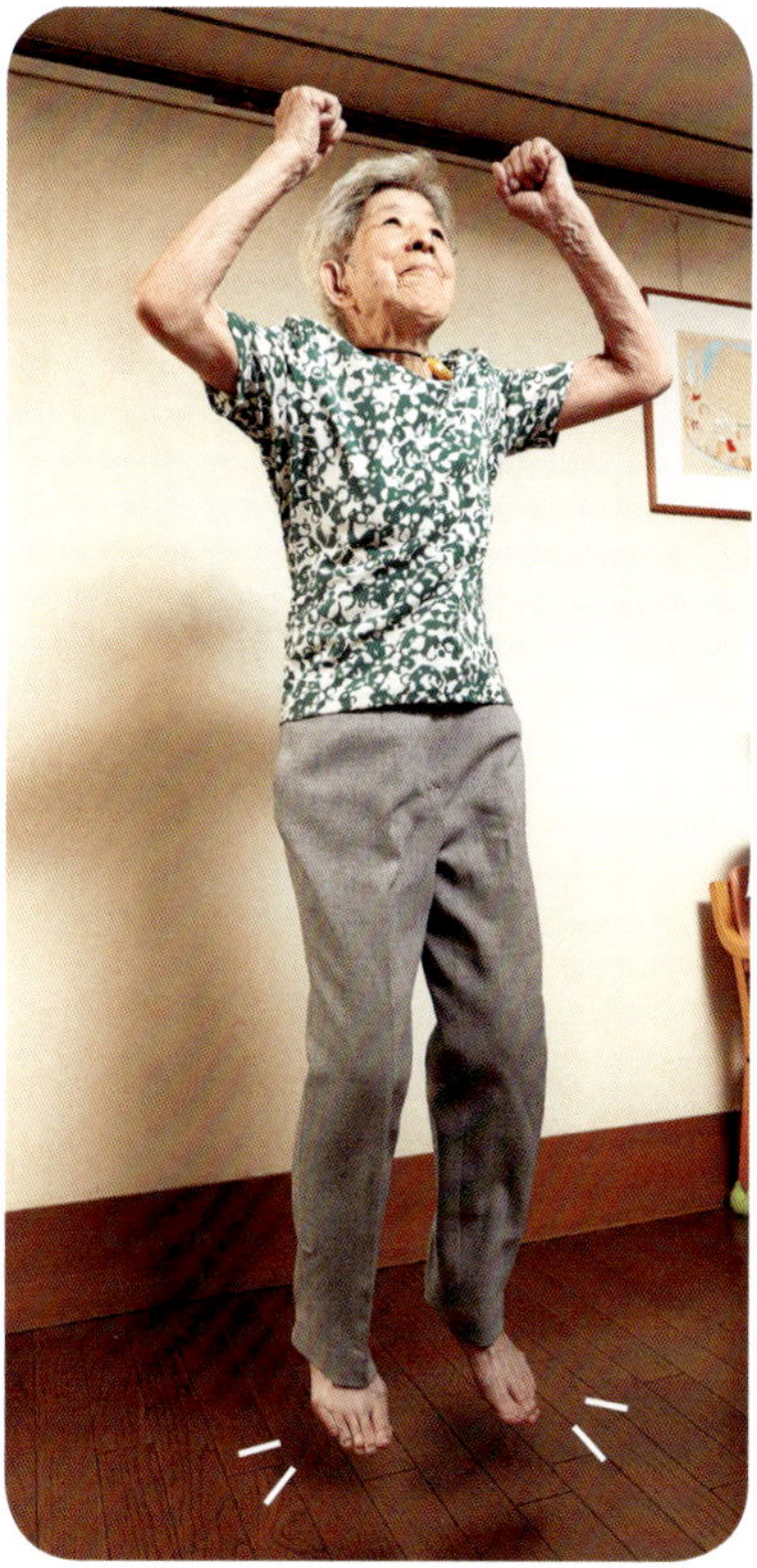

青野良子さん 88歳

「脳幹出血で倒れて以来、自力で立ち上がれず、歩くときも足が上がりませんでした。でも、骨たたきを続けたら、立ち上がれるようになってジャンプもできるように。**まだまだ長生きできそうです！**」

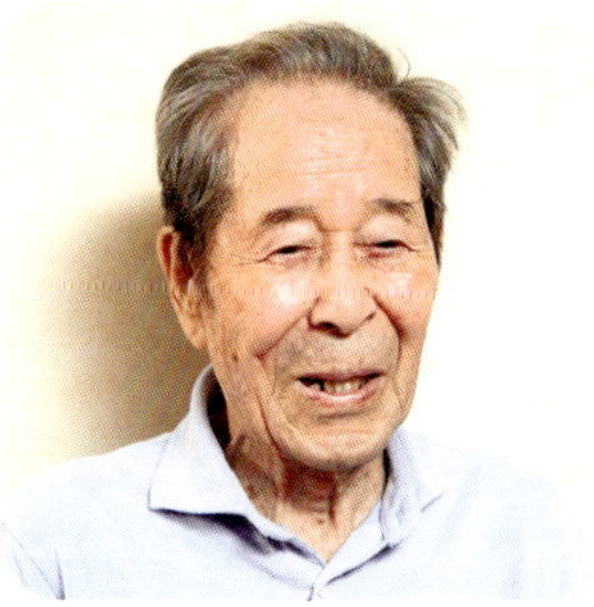

鈴木富雄さん 101歳

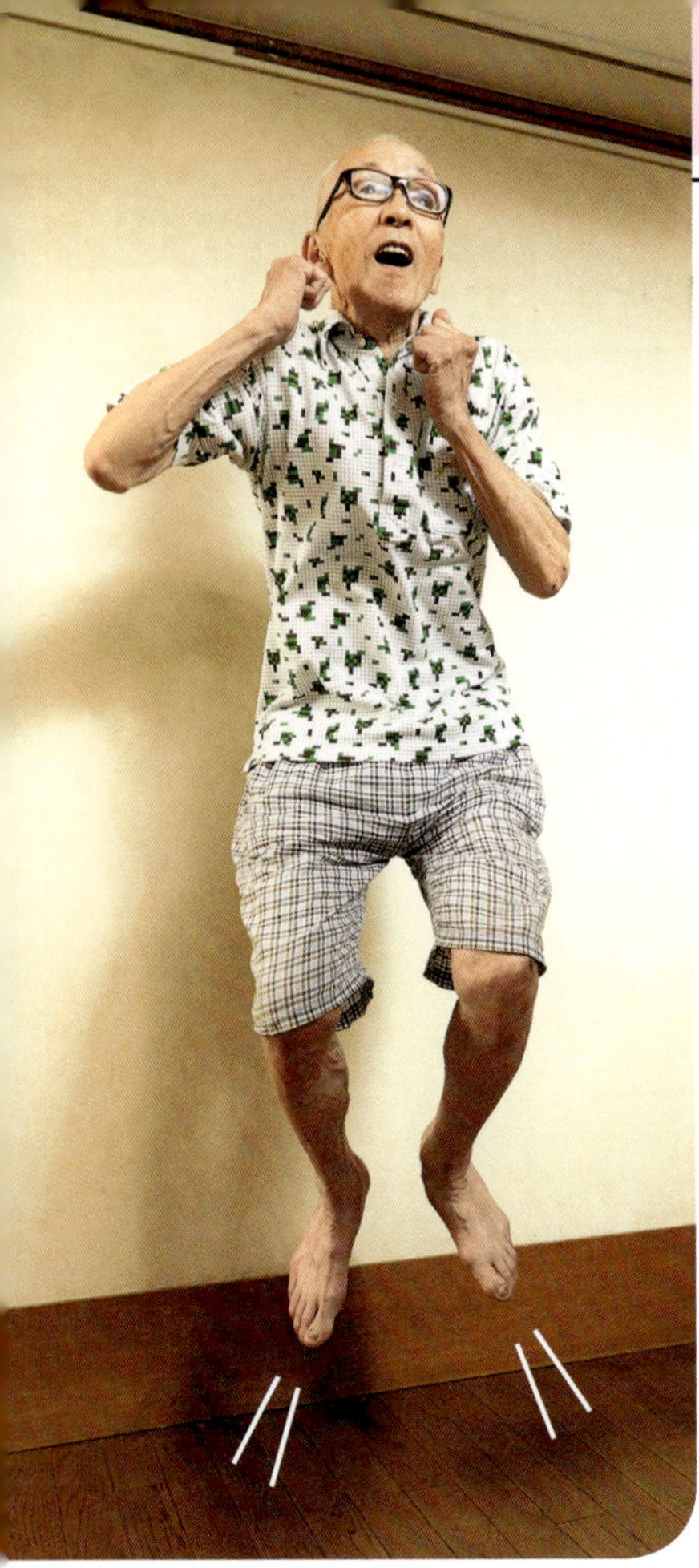

「骨たたき体操は、簡単で難しくないのに、**体がどんどん元気になるのが嬉しい！**ジャンプもこんなに高く跳べるようになりました！」

野坂好生さん 91歳

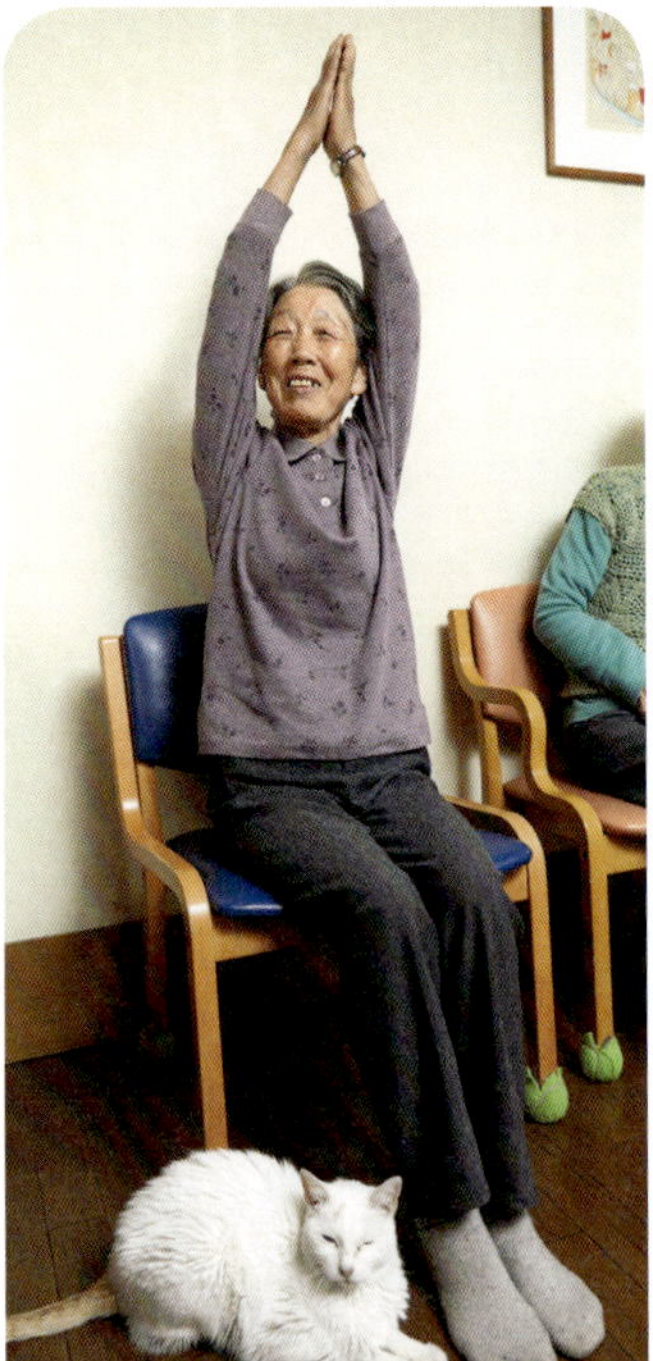

「家庭菜園をしているので、いつまでも畑仕事ができるよう、**骨たたきを続けています！**」

西山登美子さん 86歳

「66歳の頃、骨粗鬆症で骨年齢90歳と言われ、ひざも悪く、ひきずるようにしか歩けなかったため、娘にすすめられて一緒に骨たたき体操を始めました。現在は、骨年齢が実年齢より若くなり、

家の3階までの階段の上り下りもできています」

「母親と一緒に20年、骨たたきを続けています。母が見違えるように元気になったので、

私も健康のために続けています」

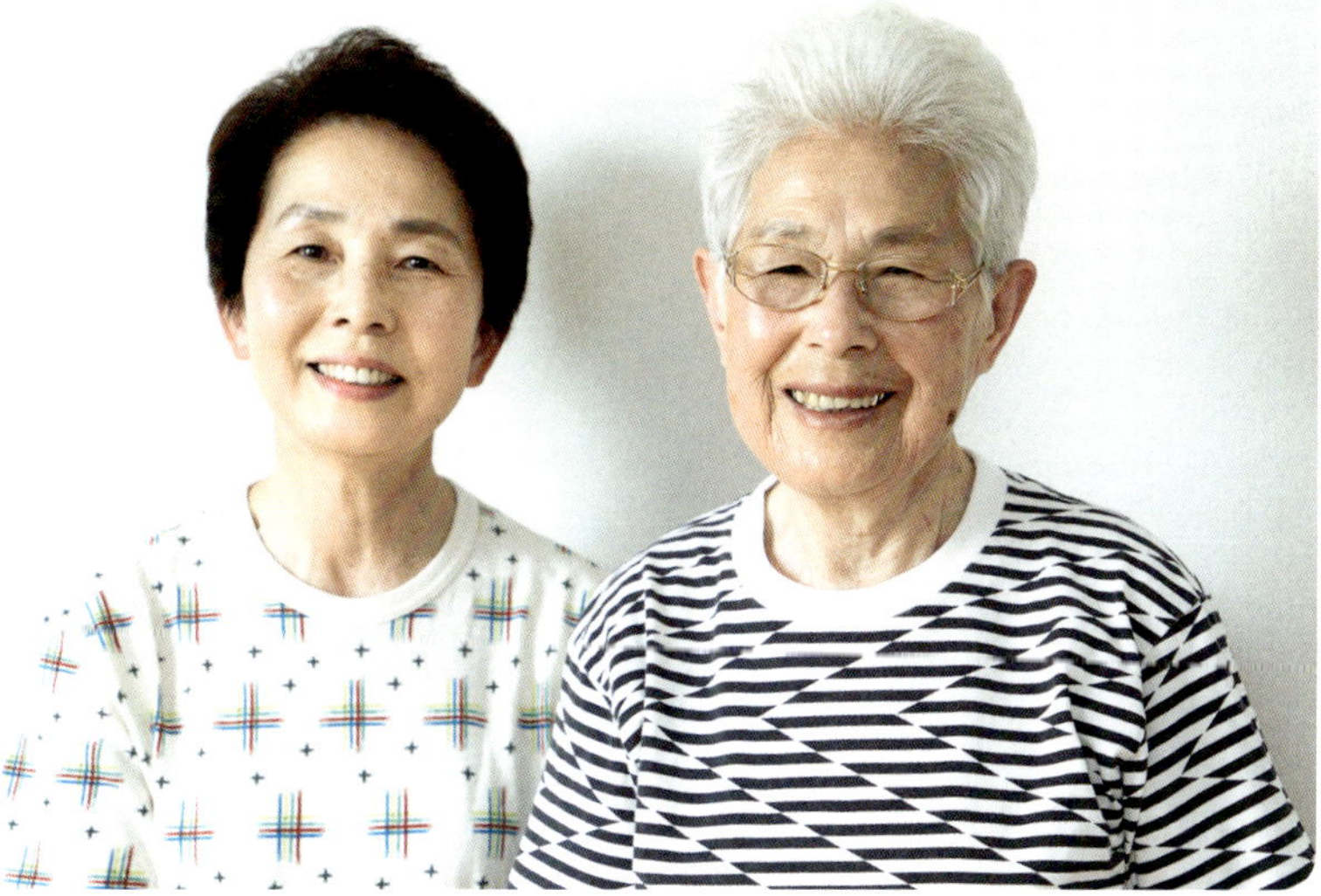

飯塚芳枝さん 62歳

飯塚テイさん 85歳

第2章
やってみよう！　ポコポコ骨たたき体操

第3章 お悩み別ポコポコ骨たたき体操

第4章 骨たたき体操でこんなに変わった！ 私たちの体験談

第1章

ポコポコ骨たたき体操とは？

ポコポコ骨たたき体操をすると、なぜ骨が丈夫になるのでしょうか？　その仕組みや効果を、研究データなどもまじえながら詳しく解説します！

骨はたたくだけで何歳からでも強くなる！

骨は歳をとるともろくなっていくもので、強くすることはできないと思っている人が多いようです。そのため、骨粗鬆症と診断された人は薬を飲んで、それ以上、骨がもろくなるのを抑えようとします。

でも、これは誤りで、骨は上手に刺激を与えればしっかり育ちます。

骨以外の体の器官は、皮膚でも筋肉でも、傷ついたり、裂けたりすれば必ず傷痕が残りますが、骨は折れてもうまくつながれば傷痕は残らないほど完全に再生します。このような器官は骨だけで、**骨は１００％再生します。**骨の完全再生は、年齢に関係ありません。若いほうが回復が早いのは確かですが、たとえ高齢になっても、骨折すると骨を作り出す骨芽《こつが》細胞の働きが活発になって、骨は修復されるのです。

逆に、骨は動かさなかったり、重力や負荷がかからなかったりすると、強い骨は必要ないのだと体が判断し、骨芽細胞よりも骨を壊す破骨《はこつ》細胞の働きのほうが活発になり、骨はもろくなっていきます。病気やケガで何日も寝たきりの状態でいると、立ったり歩いたりするのが困難になるのは、骨が弱くなってしまうためです。

つまり**骨を丈夫にするために必要なのは動かしたり、重力をかけたり、負荷を与えることです。そして、最も簡単に骨に負荷をかけられる方法が「たたく」ことです。**

たたくと、骨が振動してそのバイブレーションが骨の中まで伝わります。この刺激によって、効果的に骨が育つのです。

さらに、骨をたたくと筋肉や腱《けん》、関節がゆるんで動きがよくなり、骨格のゆがみが改善します。**骨が強くなるだけでなく、ゆがみも改善するので、歩行が困難だった人も歩けるようになっていくのです。**たたくだけなので、高齢の方でも簡単にできます。実際、私が骨たたき体操を指導しているデイサービス施設「金のまり」では、たくさんの高齢の方々の骨密度が上がったというデータがあります（32ページ参照）。

このように、骨はたたくことで何歳からでも強くできるのです。

骨ってなんで大事なの？

骨には、実にさまざまな機能があります。

まず、骨の大きな役割の一つに、体を支えるという重要なものがあります。人体に骨がなかったら、体の支えがなくなって、立つことも動くこともできません。

また、骨にはデリケートな臓器を保護するという役割もあります。柔らかい組織でできた脳を守るのは、硬い頭蓋骨ですし、心臓や肺は、背骨、胸骨、肋骨《ろっこつ》からなる胸郭によって守られています。そして長くくねった腸を支えているのは腸骨です。

このように骨は、縁の下の力持ち的な存在なのです。

でも骨の役割は、このような物理的なことだけに限りません。**骨は臓器としても大きな役目を果たしています**。骨には、内部の骨髄で血液を作り出す役割があります。また、体を病気から守るリンパ球やＮＫ（ナチュラル・キラー）細胞などといった免疫細胞も、骨の内部の骨髄で作られています。

それから骨は、全身に約60兆個あるといわれる細胞に、カルシウムを供給しています。おもにカルシウムとコラーゲンからできている骨は、自分の身を削るかのように、蓄えたカルシウムを放出し、体内のカルシウム濃度を常に適切に維持するよう、コントロールしているのです。

さらに、最近、**骨から分泌される「オステオカルシン」というホルモンに、記憶力・認知機能を向上させたり、生殖能力を向上させたり、血糖値を下げて全身の代謝を活性化させせたり、活性酸素を除去したりといった多くの〝若返り効果〟があることがわかってきました。また、同じく骨から分泌されるホルモン「オステオポンチン」には、免疫力を高める働きがあることがわかっています。**

このように骨が人体で果たしている役割は多岐にわたります。

骨を強くすると、これらの骨の働きが活性化するようになるので、さまざまな健康・若返り効果が得られます。

自由に動ける体を作るためにも、元気でイキイキと長生きするためにも骨を強くすることが不可欠で、だからこそおすすめしたいのが骨たたき体操なのです。

実はすごい！
骨の働き

骨は、私たちの体でとても重要な働きをしています。強く丈夫な骨を保つことは、健康に欠かせないのです。

骨を強くすると、
骨の働きが活性化される
つまり↓
体が元気になって、
若返る！

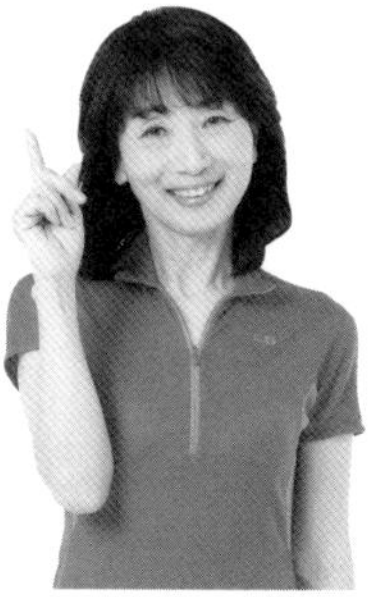

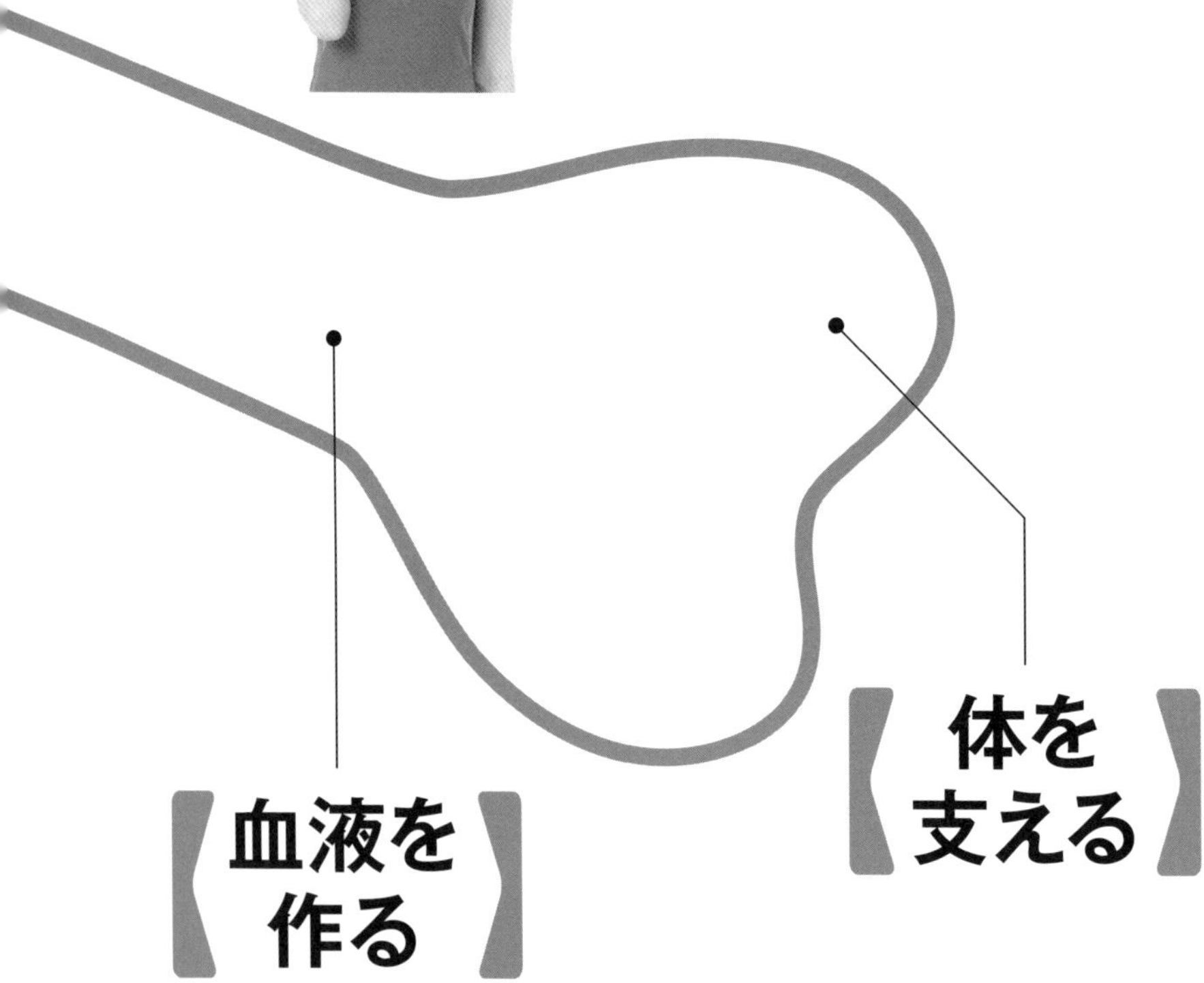

【免疫細胞を作る】

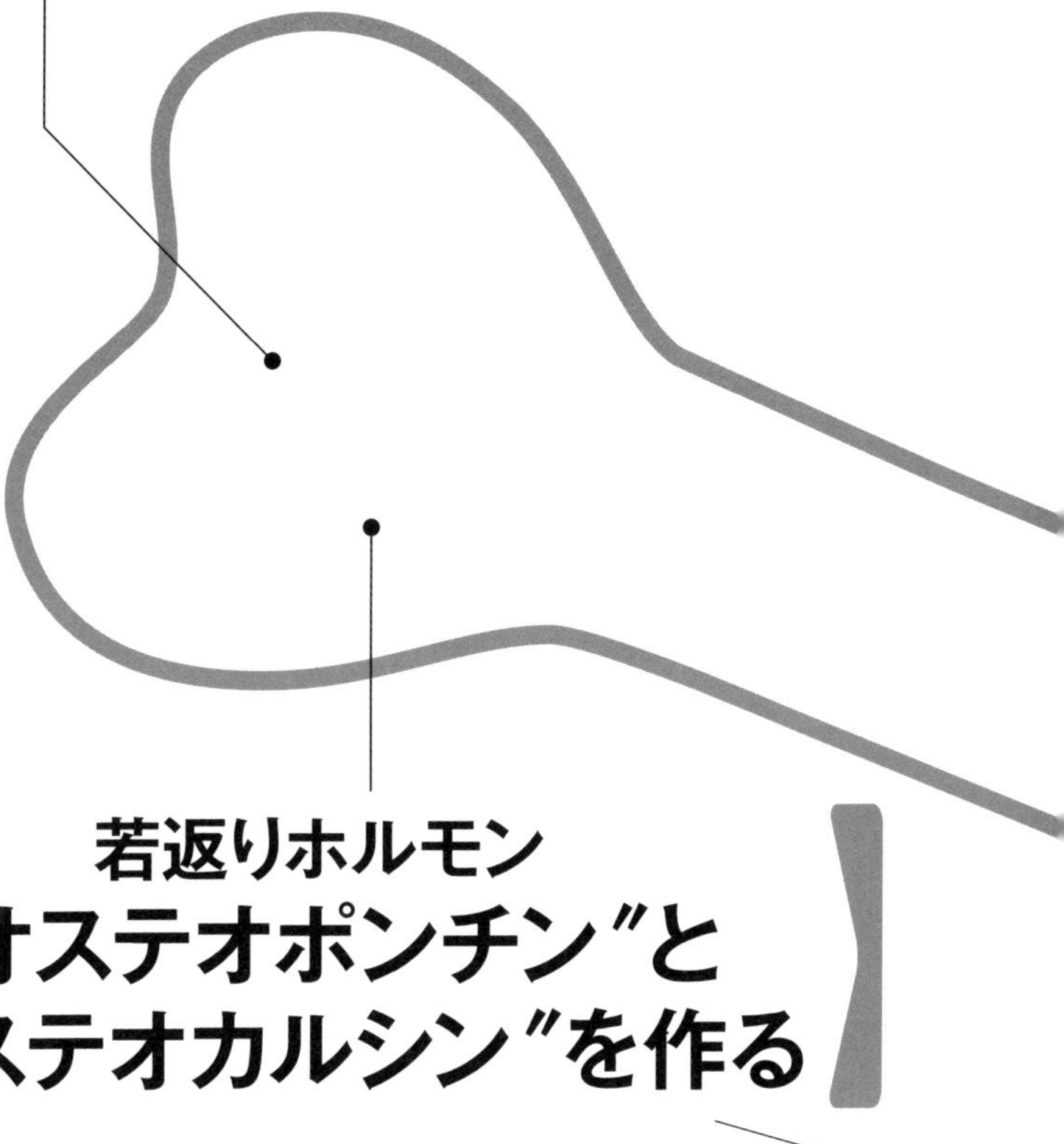

【若返りホルモン “オステオポンチン”と “オステオカルシン”を作る】

CHECK

- ☑ 記憶力・認知機能を向上
- ☑ 血糖値を下げて全身の代謝を活性化
- ☑ 免疫力アップ

軽く見てはダメ！
命に関わる骨粗鬆症

骨をなぜ強く丈夫にする必要があるかというと、ご存じのように骨は加齢とともにもろくなっていき、放っておくと「骨粗鬆症」になる可能性があるからです。

骨粗鬆症は、骨の中がスカスカになって強度が落ちてしまう病気です。我が国では、骨粗鬆症にかかっている人は約1300万人にものぼり、そのうち約1000万人は女性が占めると言われています。女性ホルモンには骨の新陳代謝のバランスを保つ働きがありますが、閉経とともに女性ホルモンの分泌量が減るとそのバランスが崩れ、骨形成より骨吸収の速度が上回るため骨密度が低下します。このため女性は閉経後に骨粗鬆症になりやすいのです。

骨粗鬆症になると、ちょっと転んだだけで骨折しやすくなりますが、骨折をして体を動かさないでいると、筋力がどんどん落ちていきます。特に高齢で骨折をすると、それを機に寝たきりになるケースが多く、寿命が縮まる可能性が高まります。実際、大腿骨近位部骨折をすると1年後の死亡率は男性で3・7倍、女性で2・9倍も上がるというデータがあります。さらに、**骨折しなくても骨粗鬆症になるだけで死亡率が2倍になる**という報告も。このように骨がもろくなることは命にも関わるので、今のうちから強く丈夫な骨を作っておくべきなのです。

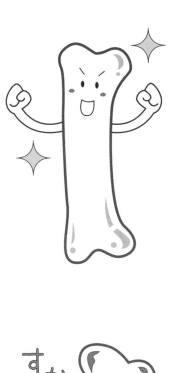

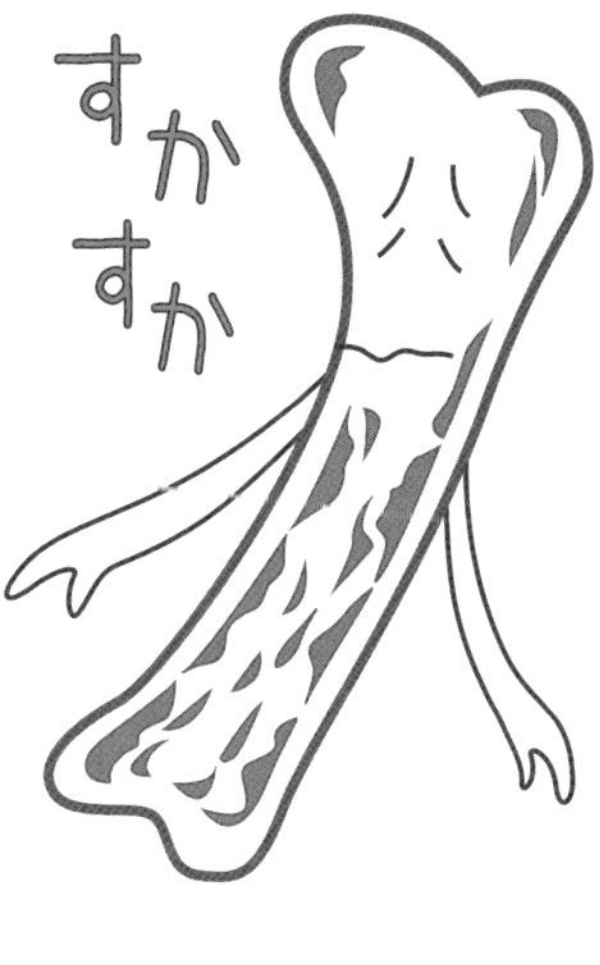

筋トレよりも骨たたき！

健康になろうとすると、多くの人が「筋トレ」をします。

この**筋トレが、かえって体を悪くしてしまう**ことは、あまり知られていません。

私が教えている「からだの学校・湧氣塾」に来られる方にも、ジムに通い始めたら肉離れを起こしたという60代の女性や、退職後にジム通いを始めたら3ヵ月ほどで五十肩になり右肩痛が治らなくなったという60代半ばの男性など、筋トレで体を壊した人がたくさんいます。

なぜこのようなことが起こるかというと、**筋肉は年齢が上がると鍛えるほど硬くなってしまい、それによって関節の可動域が小さくなり、骨も動きにくくなってしまう**からです。筋肉が硬くなると、さまざまな不調を引き起こします。

その中でも、**呼吸が浅くなることが最も大きな問題**です。

腕、肩、胸、背中に筋肉をつけすぎると、骨と連動する体の動きが硬くぎこちないものになります。すると、肋骨のスムーズな拡張が妨げられ、呼吸が浅くなってしまい、健康や身体能力が土台から崩れてしまいます。

特に、50歳を過ぎてからの筋トレは、ダメージが大きいのでおすすめできません。筋肉が元気に働く寿命はせいぜい50年ほどだからです。筋肉は加齢とともに弾力がなくなるので、筋トレをするとますます硬くなってしまいます。それなのに多くの人は、体の衰えを感じると筋トレを始めるので、結果的に体を壊してしまいます。

「湧氣塾」では筋トレは一切行わず、骨から体を動かす体操だけを行います。「ポコポコ骨たたき体操」もその一つ。骨から動かせば、必ず筋肉も骨の動きに導かれて最小限の労力で的確に動くので、筋肉が硬くならず、関節の可動域も広がります。

現に、これまで筋肉を鍛えすぎて体がガチガチに硬くなり、体の動きや姿勢が悪くなっていた人も、「湧氣塾」で骨たたきなどの骨を動かす体操を続けるうちに、骨と関節が自由に動くようになって、硬くなっていた筋肉もゆるみ、今までできなかった動きや姿勢ができるようになっています。

健康で動きやすい体を作るのに動かすべきなのは、筋肉ではなく、骨なのです。

「ポコポコ骨たたき体操」ってどんな体操?

関節など骨に近いところをやさしくたたくだけ!

「ポコポコ骨たたき体操」とは、その名のとおり、骨をポコポコとたたたく体操です。

特に、骨端《こったん》(骨の端)がある関節部分を中心にたたくのですが、骨端が強くなると骨の代謝がよくなり、骨全体が強くなります。また、靭帯・腱・筋肉がゆるんで関節の可動域が広がり、動きがよくなるため、骨が本来の正しい位置に戻り、体のゆがみが整い、さまざまな不調も改善しやすくなるのです。

まずは、足腰が弱い方や高齢の方でもやりやすい、40ページからの「座って行う基本の骨たたき体操」から始めましょう。体の重要な関節を下から上へと順番にたたいていくので、全身の骨が丈夫になります。さっそく始めてみてください。

【骨たたきで体が元気になる仕組み】

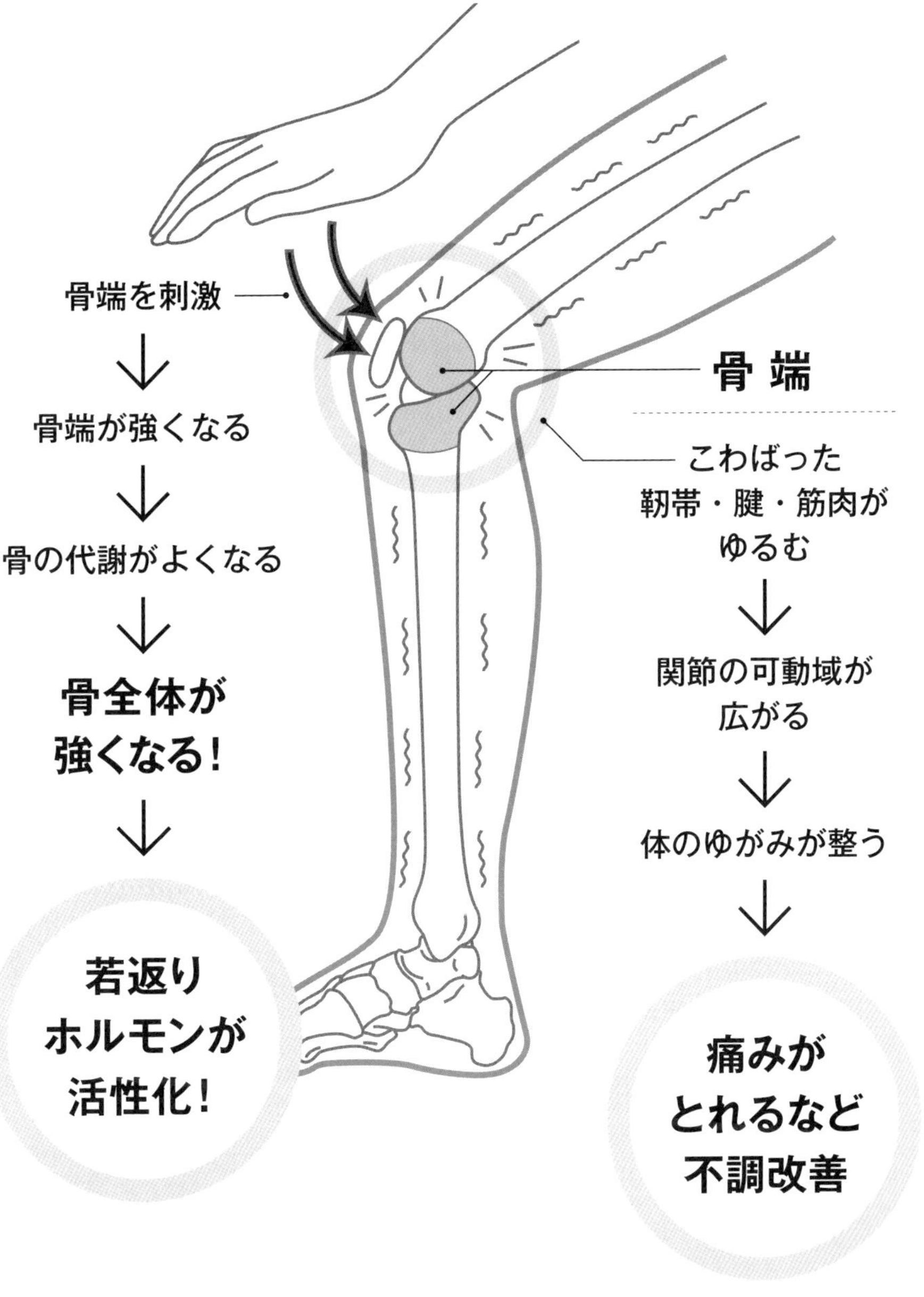

ポコポコ骨たたき体操7つの効果

「骨たたき体操」をすることで得られる7つの効果をご紹介。健康と若々しさの維持につながる、嬉しい効果がいっぱい！

1

骨が丈夫になり、骨折を防げる

ポコポコと骨をたたくと、振動が骨に伝わり、骨の代謝が促され、骨が丈夫になります。骨折が防げるので将来の寝たきり予防にもなり、骨粗鬆症の予防・改善にも。

2

骨格のゆがみが整い、痛みやこりが改善

骨たたきをするとまず骨が強くなります。また関節がゆるんで動きがよくなり、骨格のゆがみも整います。ゆがみや骨の弱さからくる腰痛、ひざ痛、肩こりなどの不調も改善。

3

体の動きがよくなり、日常動作がラクに

骨たたきをすると骨が丈夫になり、動きがよくなるので、日常動作がラクになります。歩行が困難だった人も、続けると歩きやすくなり、何歳になっても自分の足で歩ける体に。

4

血流がよくなり、冷えやむくみが改善

骨をたたくとその振動が骨だけでなく血液やリンパにも伝わります。それによって、滞っていた血液やリンパの流れがよくなり、冷えやむくみが改善しやすくなります。

5

内臓の機能が向上し、代謝がよくなる

骨たたき体操でたたく部分は、体のさまざまな臓器ともつながっているので、たたくことで刺激が臓器にも伝わり、機能がアップ。内臓の不調が改善し、代謝もよくなります。

6

呼吸が深くなり、自律神経が整う

骨たたき体操には肋骨をたたく動きも含まれていますが、肋骨をたたくと酸素がたくさん取り込めるようになり呼吸が深くなります。すると自律神経も整い精神も安定します。

7

姿勢がよくなり、見た目も若返る

骨をたたいて骨格のゆがみが整うと、猫背の姿勢が改善したり、曲がっていた腰がまっすぐになったりと、姿勢がよくなります。それによって見た目の印象も若々しく。

研究結果でも実証された
骨たたきの効果

健康スポーツ科学を専門とし、海外に向け骨の論文も発表している黒坂志穂先生に、骨たたきの効果を解説していただきました。

［教えてくれた方］

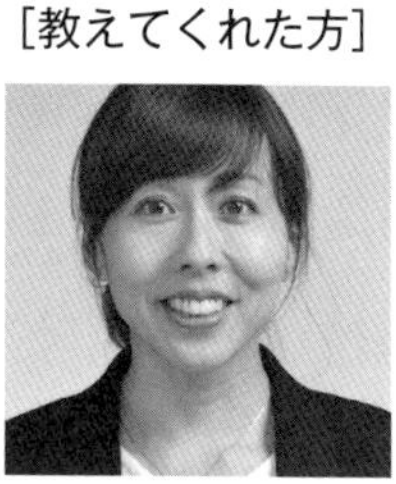

広島大学大学院教育学研究科
健康スポーツ科学講座 准教授
黒坂志穂先生

自ら「湧氣塾」に通い、骨たたき体操の健康への効果を確認し、実証・研究したのが広島大学大学院教育学研究科 健康スポーツ科学講座の黒坂志穂先生です。

「私は、子供の頃から20代半ばまで水泳を続けていたのですが、そんなに運動をしていたのに、大学で教員として働き始めたら、毎日座ったり立ったりするだけで、まだ30歳前なのに体がだるくてつらかったんです。そのためトライアスロンやマシンを使った筋トレなどの運動にかえたのですが、腰痛などの不調が出てしまい……。それで、こんなに筋トレをしている自分はもっと健康じゃないとおかしいのでは、と疑問を持ったんです。そんなとき勇﨑賀雄先生が書かれた本を読んで〝骨〟に興味を持ち、「湧氣塾」に通うことに。そして骨たたきなどの勇﨑メソッドを続けたところ、大学生の頃に95％だった骨密度が115％に上がり、体の不調も解消。その効果に驚きました。それを機に骨の重要性に気づき、研究をすることにしたのです。そこで、森千恕先生が骨たたき体操を指導されているデイサービス施設「金のまり」に通われている高齢の方々の骨密度や足底圧、歩行速度の変化を調べてみることにしました。すると、骨たたき体操を継続した人は骨密度が上がったり、歩き方が変わって歩行速度が上がったという結果が出たのです。

骨を強くするには〝負荷〟と〝振動〟が重要とされていますが、骨たたき体操にはこの2つの要素が含まれているので効果的に骨が強くなり、運動機能も向上すると考えられます。骨を丈夫にする体操というと、〝かかと落とし〟がよく知られていますが、これは高齢者や要介護者には難しく、ケガをするリスクもあります。でも骨たたき体操は座った状態で安全に行うことができ、骨を丈夫にする効果が得られます。これらのことから、骨たたき体操は、スポーツ科学の観点からもとても優れた体操だと考えられるのです」

検証結果1

骨が丈夫になって骨密度が上がった！

要介護者を対象に、骨たたき体操を3ヵ月行った人と、行わなかった人の骨密度を測定したところ、骨たたき体操を行わなかった人は3ヵ月後に骨密度が下がったのに対し、骨たたき体操を行った人は骨密度が上がりました。

骨たたき体操で骨密度が上がる理由は、骨を丈夫にする2つの要素である〝負荷〟と〝振動〟を同時に加えられる点です。

実は骨密度は、体に単純に振動を与えるマシンに乗るだけでも上がります。ただ、マシンだと刺激のかかり方が一定なので、続けるうちに効果が薄くなるという報告もされています。でも骨たたき体操は、毎回加わる刺激がバラバラなので、骨密度を上げる効果が高いと考えられます。また、骨密度の数値は骨粗鬆症を治す薬でも上がりますが、薬で数値が上がっても、なぜか骨折してしまうというデータがあり、実際に骨が丈夫になっているかどうかは不確かです。一方、骨たたき体操は、骨の接続部分である〝骨端〟を中心にたたくので、骨密度が上がるだけでなく強度も高まり、骨を丈夫にする効果が高いと考えられます。

骨たたき体操を行った人

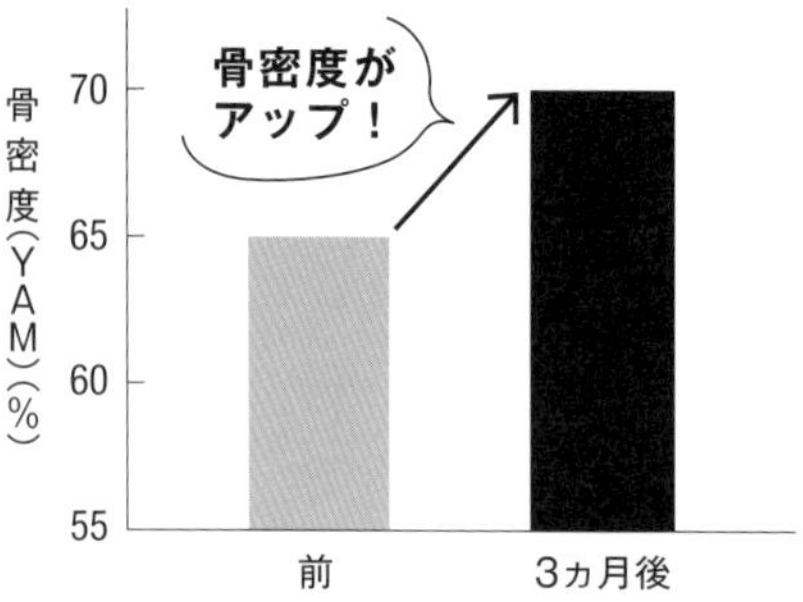

骨たたき体操を行わなかった人

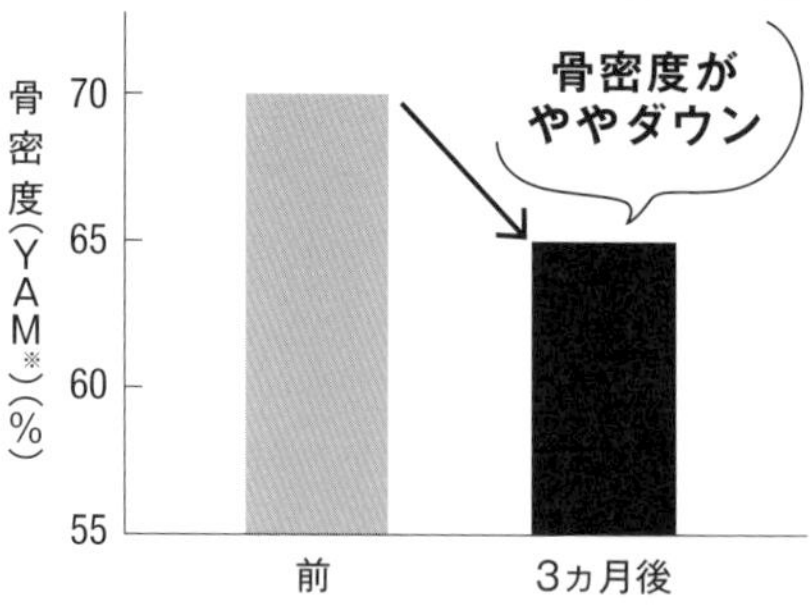

骨たたき体操を行わなかった人は、最初70%だった骨密度が、3ヵ月後に65%に低下。これは加齢に伴う低下と考えられます。一方、骨たたき体操を行った人は、行う前は65%だった骨密度が、3ヵ月後に70%ほどに上昇しました。※若年成人平均値

検証結果2

【転びにくい歩き方に変わった!】

理想的な足底圧は、かかと（リアフット）と前足部（フォアフット）の足底圧がだいたい同じになり、グラフにしたとき前足部の足底圧と、かかとの足底圧が2つの山を描きます。でも、高齢者は足首が動かず、かかとを上げる力が弱いので、かかとの足底圧ばかりが強くなり、ベタベタ歩きになりがちです。

骨たたき体操を3ヵ月継続し、骨密度を測定した要介護者について、足底圧の変化も調べてみました。すると体操前はかかとにばかり圧力がかかっていて、グラフの山は1つだけでしたが、3ヵ月後には前足部の足底圧も高まり、グラフに2つの山ができました。これはかかとが上がるようになってベタベタ歩きではなくなり、正しい歩き方に近づいたということ。骨たたき体操は、「足たたき」で前足部の骨を刺激するので、この部分の骨が強化されたためと考えられます。

一般的に骨の強化によいとされている〝かかと落とし〟は、かかとの骨を刺激しますが、骨たたき体操は前足部を刺激するため、歩き方まで変わってくるのです。

「金のまり」要介護者 体操開始3ヵ月後の 足底分布圧

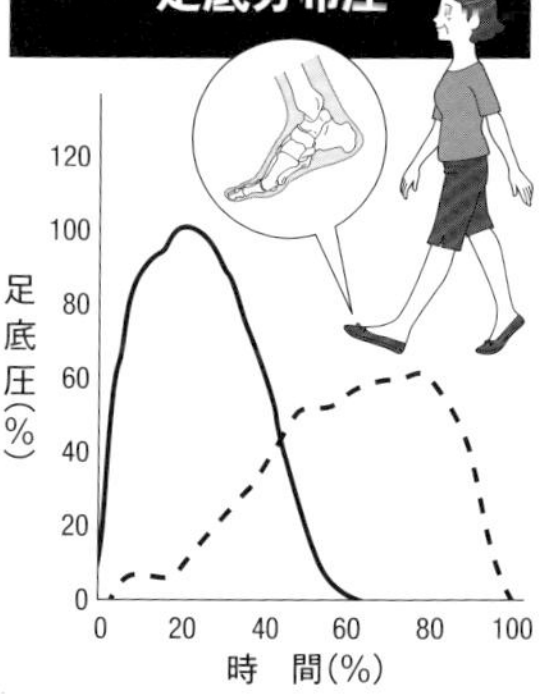

「金のまり」要介護者 体操前の 足底分布圧

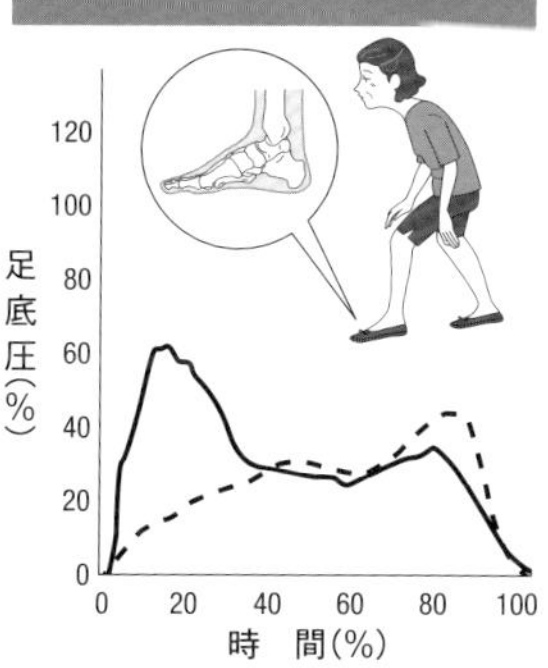

理想的な 足底分布圧

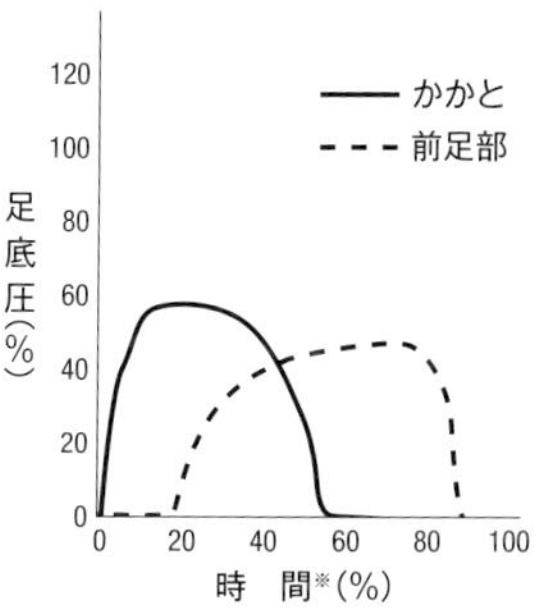

※接地開始時を0%、完全離地時を100%とする。

検証結果3

【体が軽くなり歩行速度も上がった！】

骨密度と足底圧の変化を調べた同じ要介護者について、歩行速度の変化も調べました。歩行速度の測定は、6mを最大速度で歩いてもらい、その速さを調べます。骨たたき体操を行わなかった人は、6mの歩行速度が0・6m／sで、3ヵ月後もほぼ同じでした。一方、骨たたき体操を行った人は、行う前の約0・7m／sから、3ヵ月後には約0・9m／sと、歩行速度が上がったことが判明。

〝骨密度が上がると歩行速度が上がる〟という研究報告がありますが、骨たたき体操によって骨密度が上がったことで、歩行速度も上がったようです。何より前足部の力が高まって足底圧が改善し、かかとを上げて正しく歩けるようになったことが、体を軽くし歩行速度が上がった大きな理由と考えられます。

歩行速度は余命を診断する指標にもなるとされ、歩行速度が遅くなるほど寿命が縮まるとも言われているので、速く歩けることは健康のバロメーターでもあります。

骨たたき体操は、骨を丈夫にするだけでなく、体の機能を高めるという面からも、とても優れた体操だといえます。

骨たたき体操を行った人

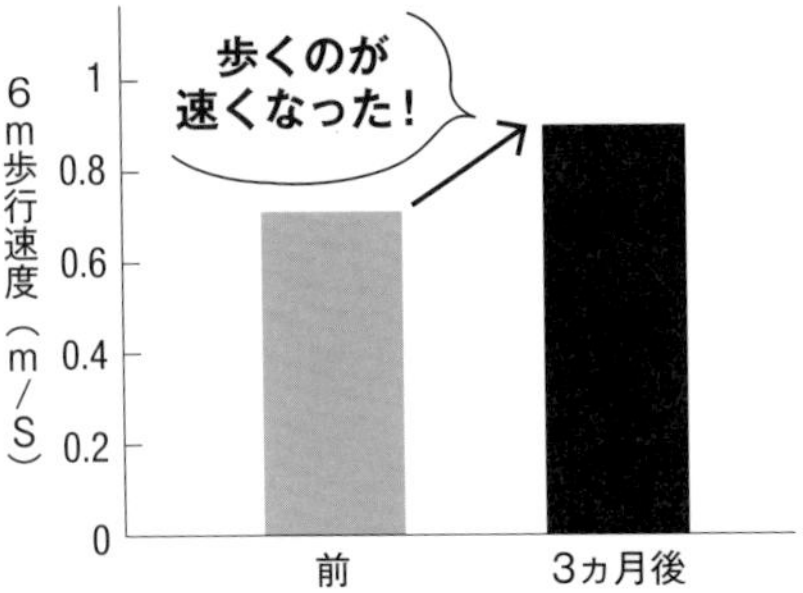

骨たたき体操を行わなかった人

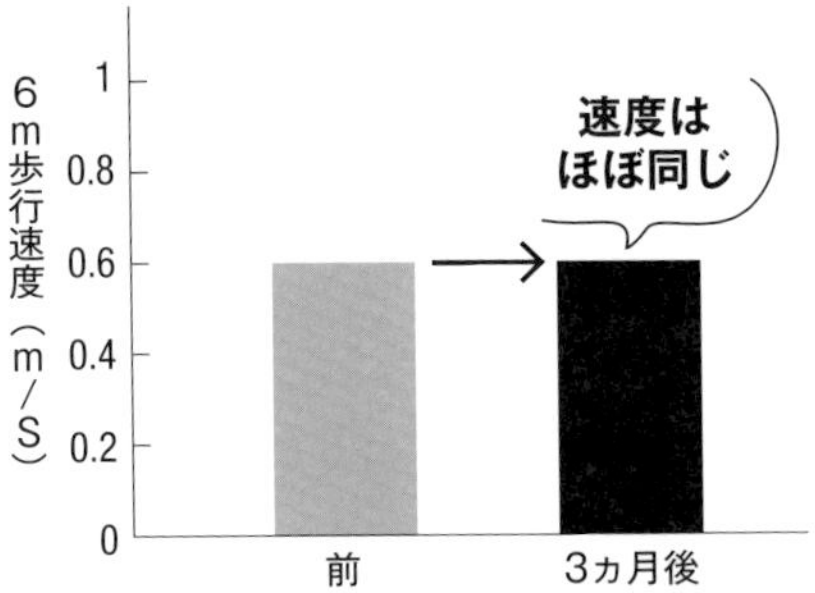

18名の要介護者による実験で、骨たたき体操を行わなかった人は、事前の計測も3ヵ月後も、ほぼ同じ0.6m/s。骨たたき体操を行った人は、行う前は約0.7m/sでしたが、3ヵ月後には約0.9 m/sになり、歩行速度が上がりました。

第2章

やってみよう！

ポコポコ骨たたき体操

ポコポコ骨たたき体操の効果や、やり方を詳しくご紹介するので、さっそく始めてみましょう。高齢の方や運動が苦手な人でも簡単にできる体操なので、ぜひ毎日の習慣にしてください！

ポコポコ骨たたき体操やり方のポイント

頻度・回数は？

基本の「ポコポコ骨たたき体操」は、**1回につき1セット**（約1分）行えばOK。また、行う頻度は、一日1回だけでもいいので、なるべく毎日行うほうが骨がより丈夫になります。

朝に1回、午前中に1回、午後に1回、夕方に1回というように、一日4回行うとより効果的です。

また、たくさん歩いて足が疲れたときや、長時間座り続けたときなどに取り入れるのもおすすめです。

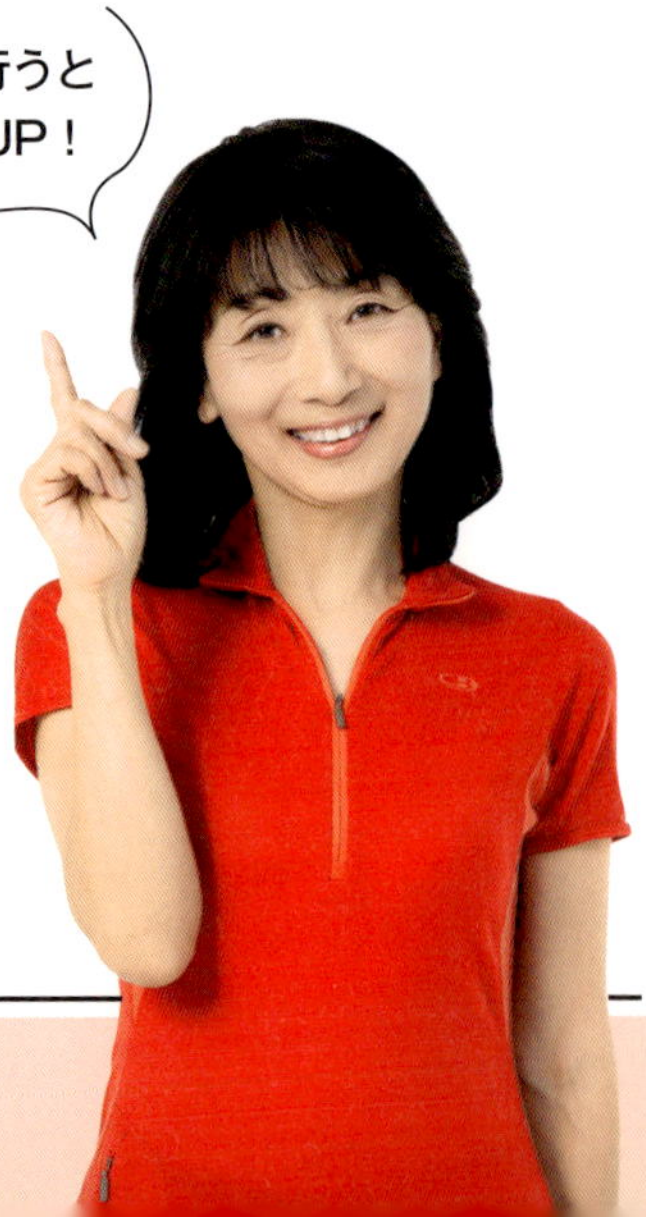

強さ・速さは？

たたくときは、**心地よく感じるくらいの強さ**で、骨に響かせるようにたたくのがポイント。ただし、肋骨は軟骨が柔らかいので、ほかの部位の半分くらいの強さでやさしくたたくこと。

また、たたく速度は、**1秒間に2回**ほどの、速すぎず、遅すぎないスピードで、リズミカルにたたきましょう。息が上がるほど速くたたくのはNGです。

注意点は？

食事の直後にたたくとおなかに響きすぎるので、**食後30分間は避けましょう。**

また、夜寝る前に行うと、興奮して交感神経が優位になり、寝つきが悪くなる場合があります。夜に行う場合は、寝る直前は避け、**就寝の1時間前まで**には済ませましょう。

STEP 1

たたき方を覚えよう!

「ポコポコ骨たたき体操」で、何よりも大切なのが「たたき方」。

効果を得るにはたたき方にコツがあるので、まずはそれを覚えましょう。

【たたくときの手の形は〝山型〟に】

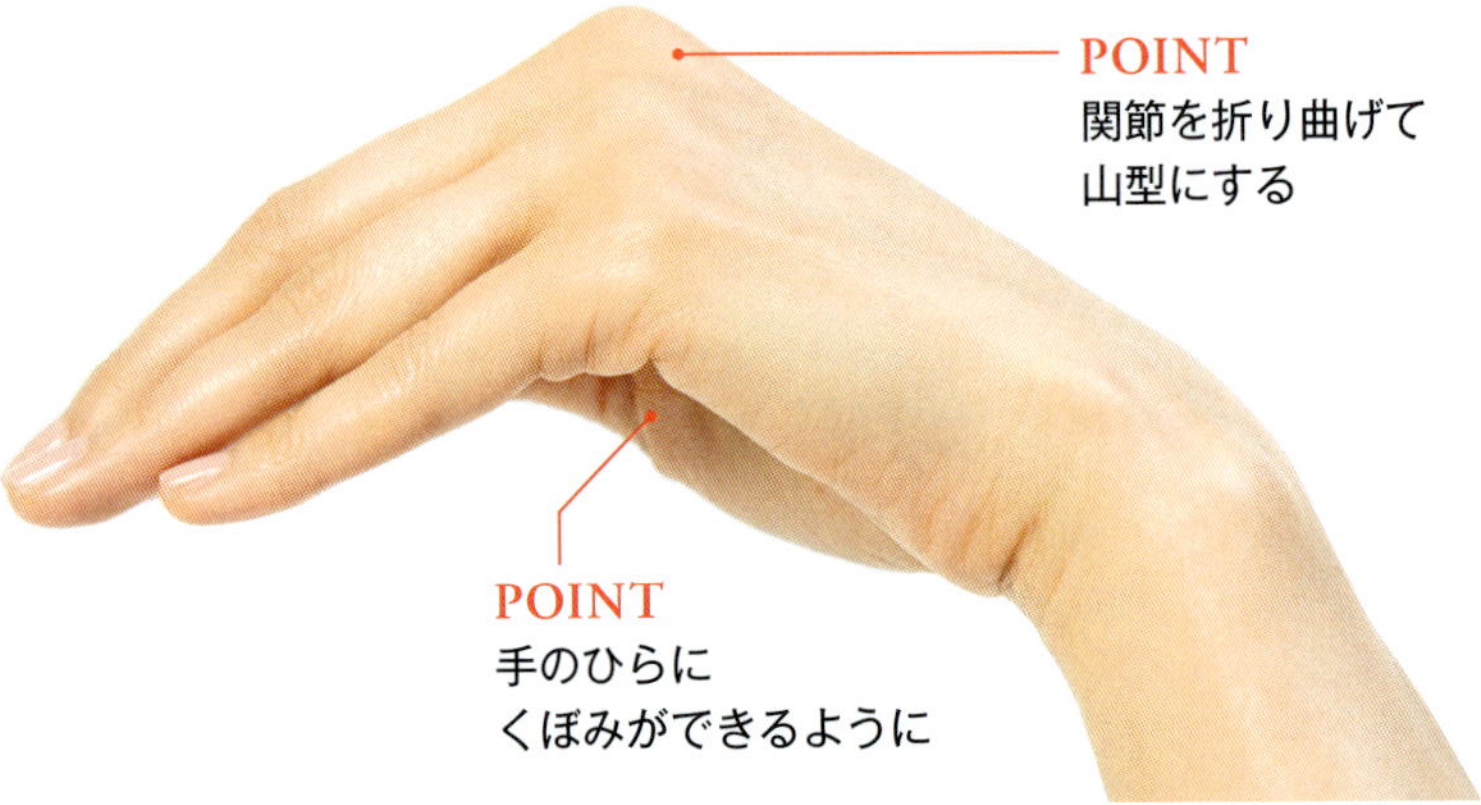

POINT
関節を折り曲げて
山型にする
POINT
手のひらに
くぼみができるように

手の関節を曲げ、内側に水がすくえるくらいのくぼみができるように山型にしましょう。

三角おにぎりを作るときの手のイメージ。この形でたたくとポコポコといい音がします。

CHECK こうしたら簡単に山型になります

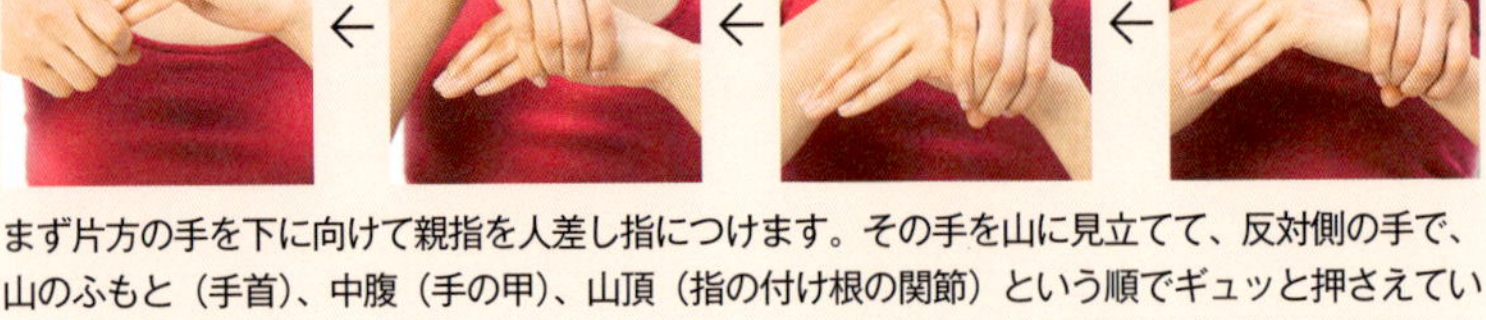

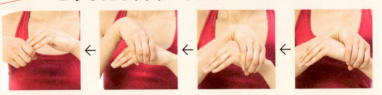

まず片方の手を下に向けて親指を人差し指につけます。その手を山に見立てて、反対側の手で、山のふもと（手首）、中腹（手の甲）、山頂（指の付け根の関節）という順でギュッと押さえていき、最後に指先をギュッとまとめて少し引っぱり、パッと離します。こうするときれいな山型に。

音はポコポコが正解！

神社で柏手を打つように軽く、よく響くように両手を打ち合わせます。たたいたとき指先のほうに空気が行き、高い音でポコポコと鳴るのが正解。このたたき方だと骨に響き、全体にバイブレーションが伝わって骨が育ちます。

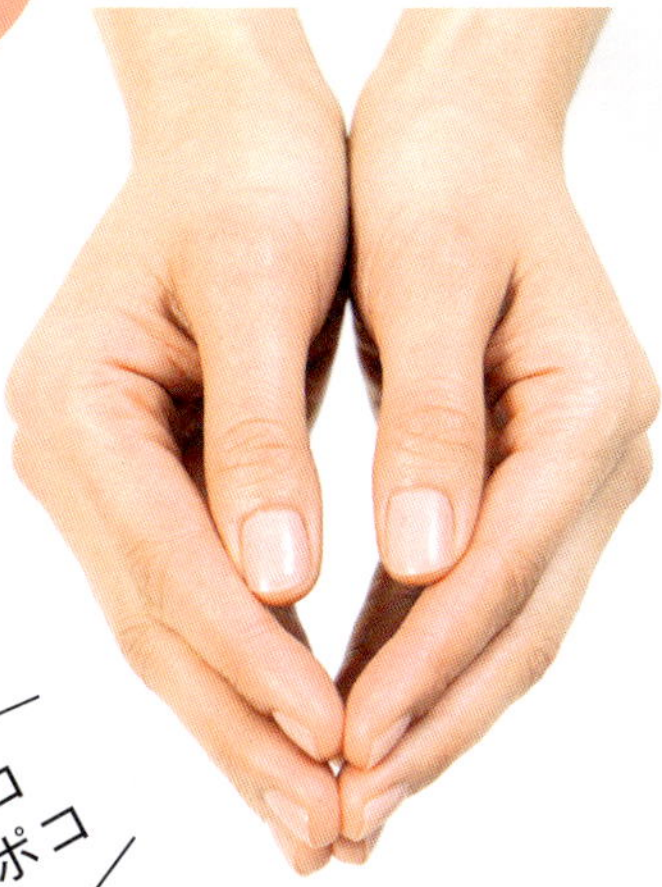
ポコ
ポコ

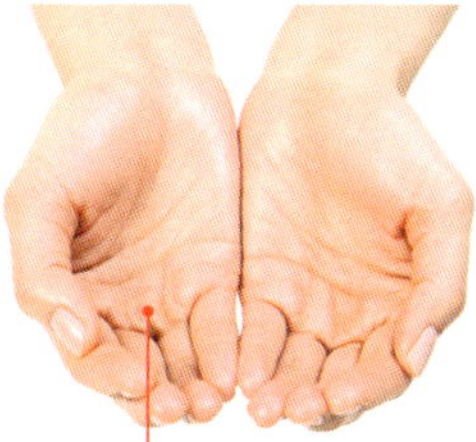

POINT
水をすくうときの
手の形です！

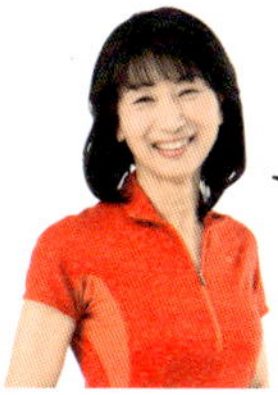
心地よく
感じる強さで！

パチパチ、ゴンゴンはNG

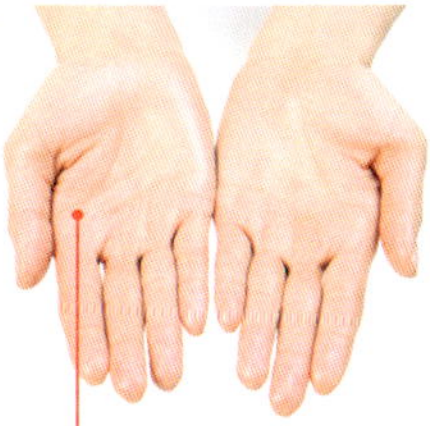

POINT
手のひらを丸めないのはNG

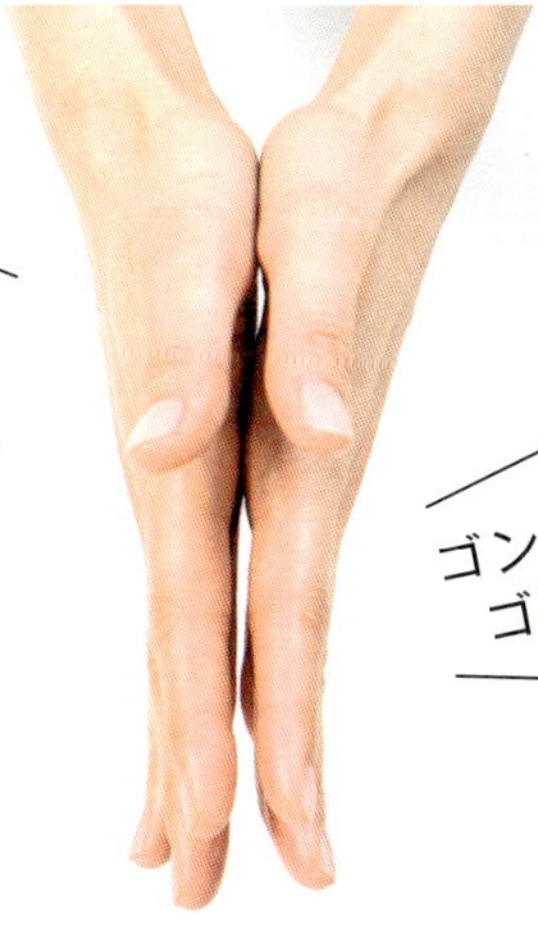
パチ
パチ
ゴン
ゴン

手の形を山型にせずまっすぐにして拍手のようにパチパチとたたいたり、力まかせにゴンゴンと強くたたくのはNG。〝いじめる〟たたき方でなく、愛情をもって骨を〝育てる〟イメージでたたきましょう。

STEP 2

座って行う
基本の骨たたき体操

足腰に痛みのある人や、高齢の方、運動不足の人などは、
無理なくできる座って行う基本の骨たたき体操から始めましょう。

【　リラックスして座ってください　】

✕ 背もたれに
よりかかる！

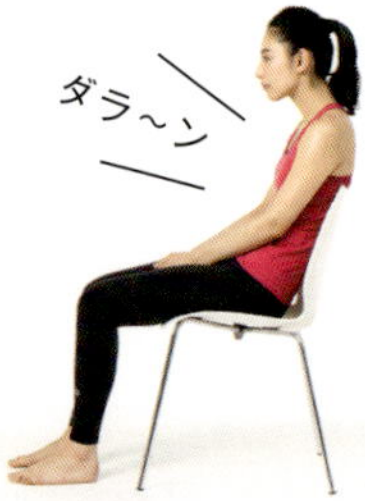

✕ 肩に力が
入りすぎ！

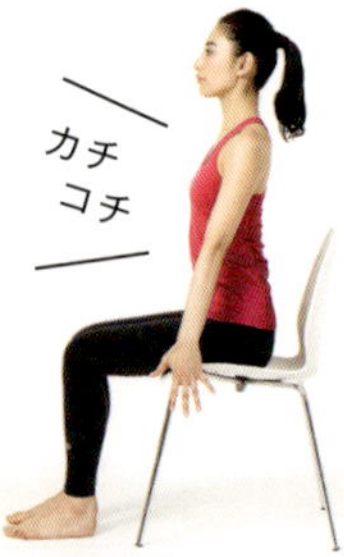

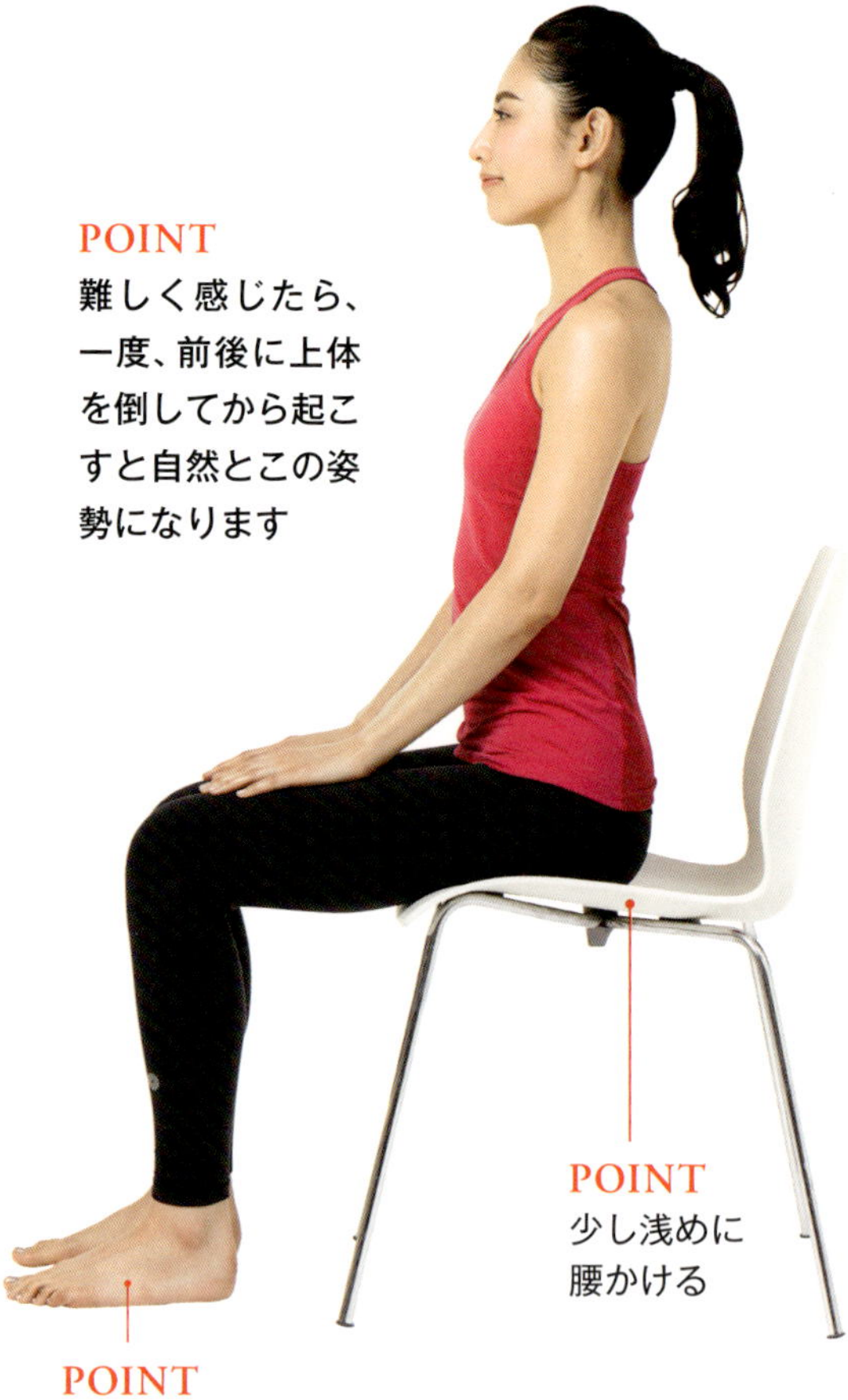

POINT
難しく感じたら、
一度、前後に上体
を倒してから起こ
すと自然とこの姿
勢になります

POINT
少し浅めに
腰かける

POINT
両足は床につける

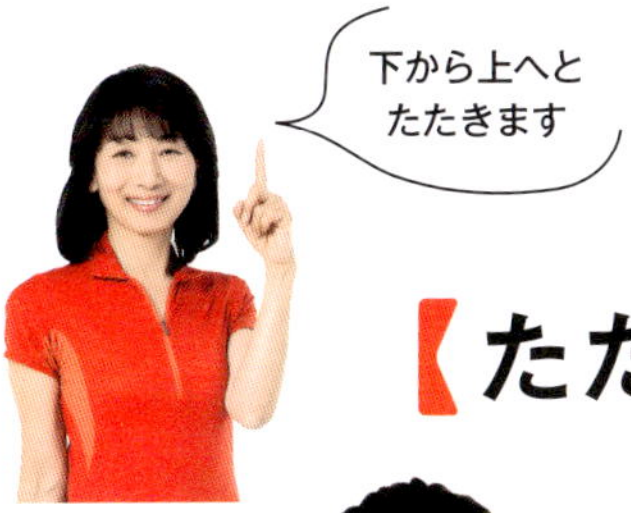
下から上へと
たたきます

【たたくのはこの部分】

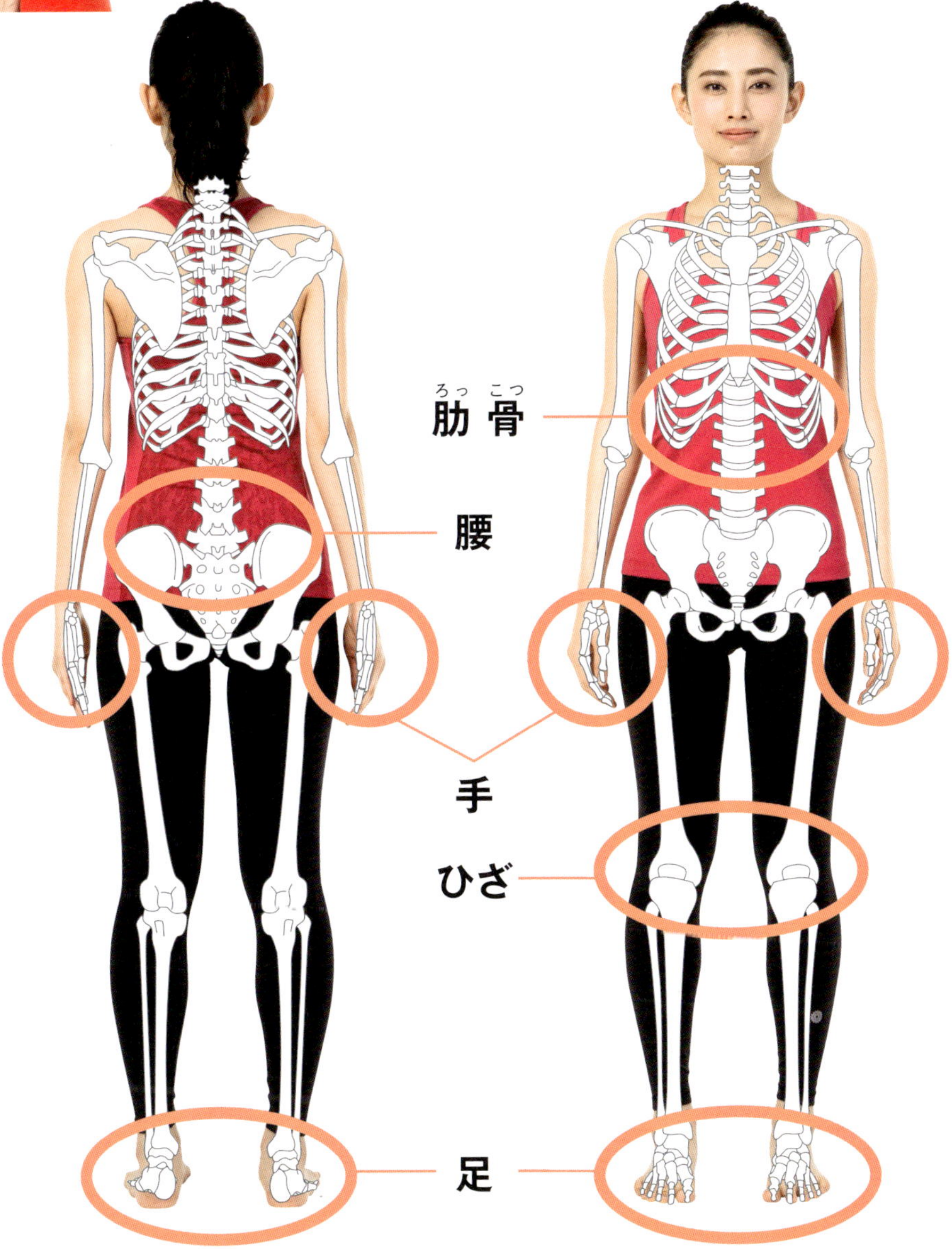
肋《ろっ》骨《こつ》
腰
手
ひざ
足

座って行う基本の骨たたき体操の流れ

末端の手、足裏から上へとたたいていき、最後に立ち上がる

骨たたき体操は、まず体を動かす基本である、末端の手、足裏からたたきます。そして、ひざ、腰、肋骨と、前、後ろ、前とジグザグに、徐々に上へ向かってたたいていきます。

そして肋骨までたたいて胸まで引き上げたエネルギーをさらに頭まで引き上げるように、ひじを曲げて腕を振り、

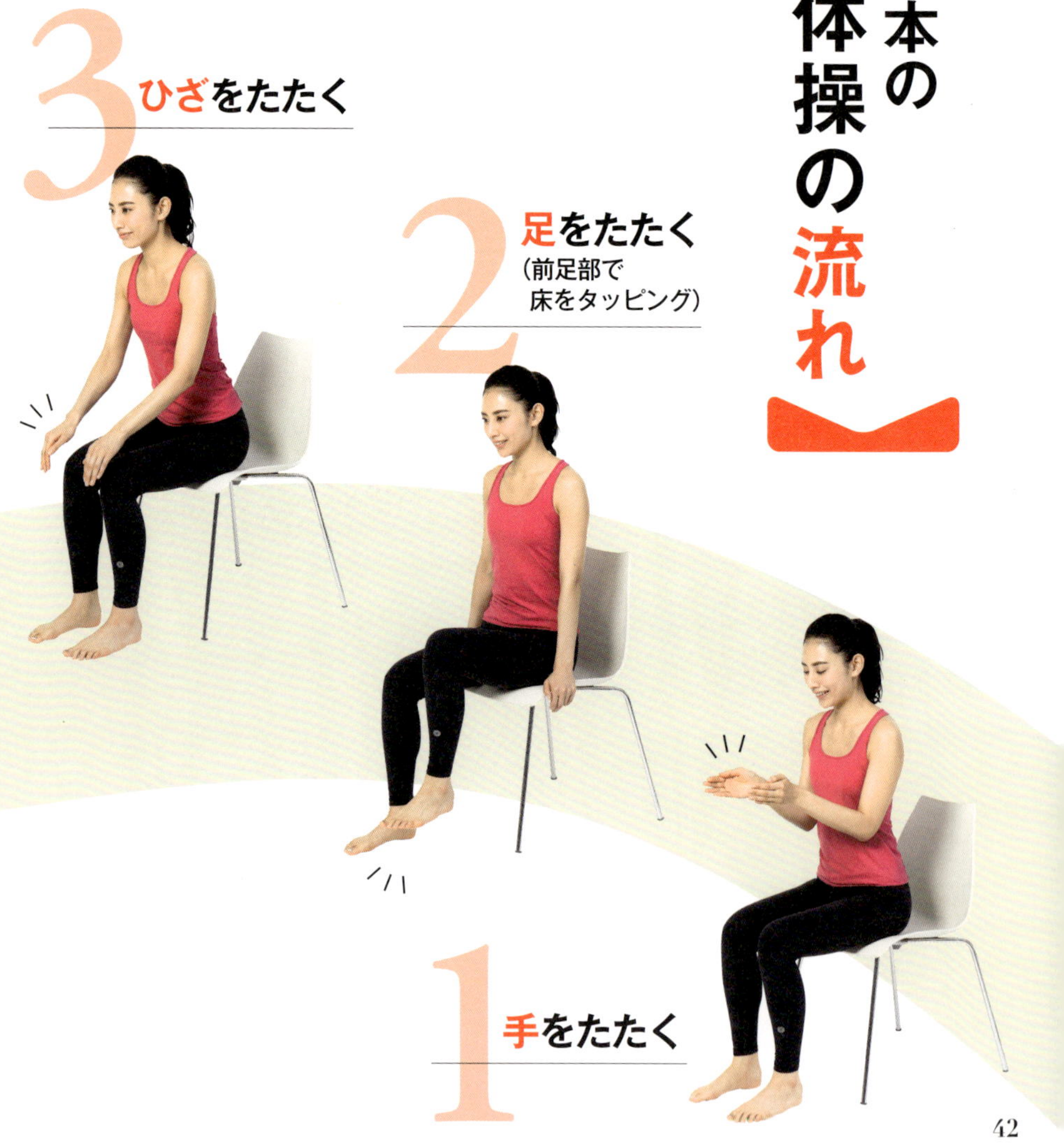

1 手をたたく
2 足をたたく
(前足部で
床をタッピング)
3 ひざをたたく

反動をつけ、最後に立ち上がります。

この動きで全身の骨が丈夫に。普段、イスから立ち上がるのがきつく感じる人も、これを練習するうちにラクに立ち上がれるようになります。

4 腰をたたく

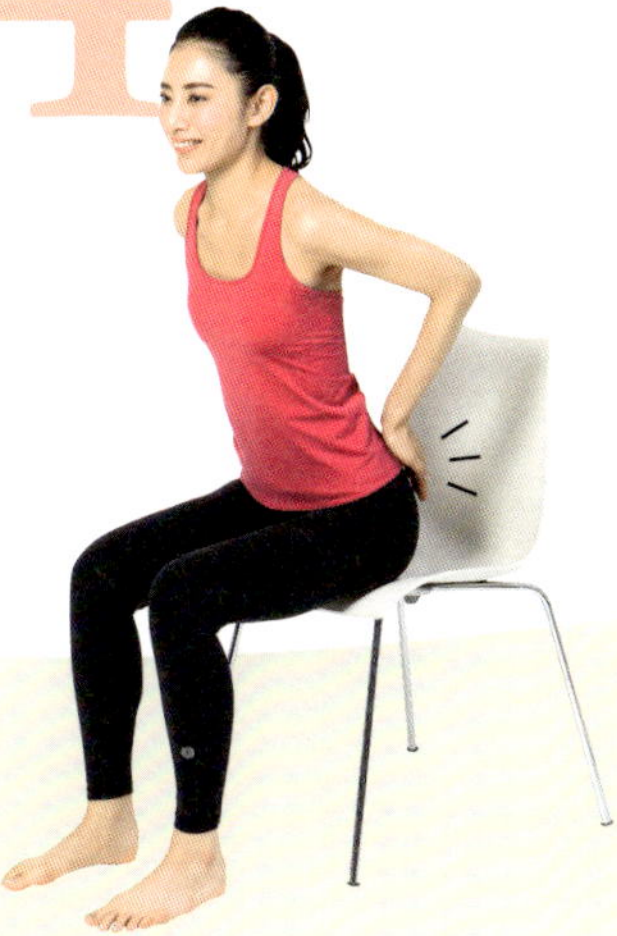

5 肋骨《ろっこつ》をたたく

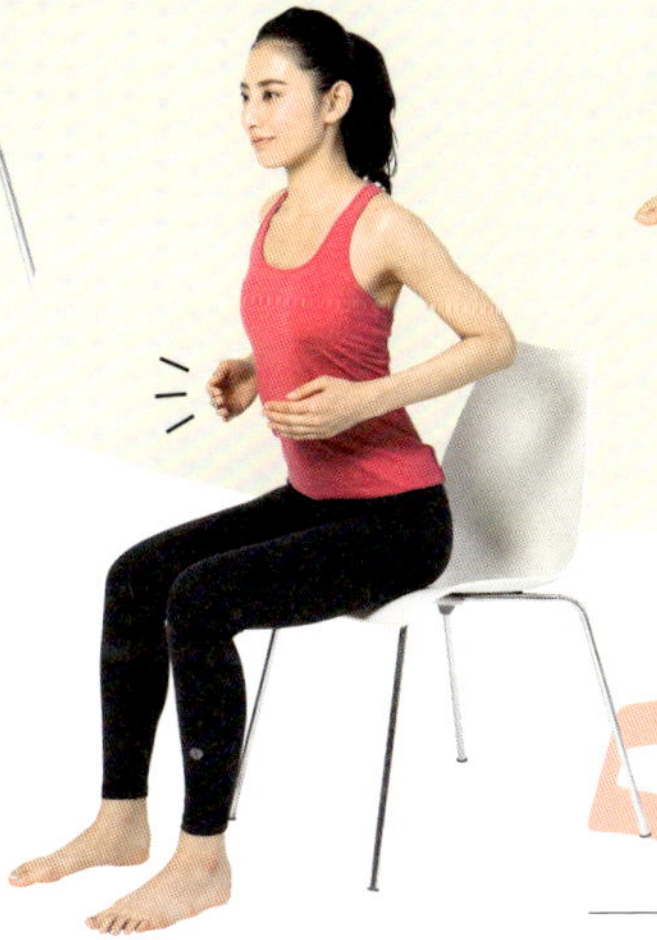

6 ひじを前後に動かす

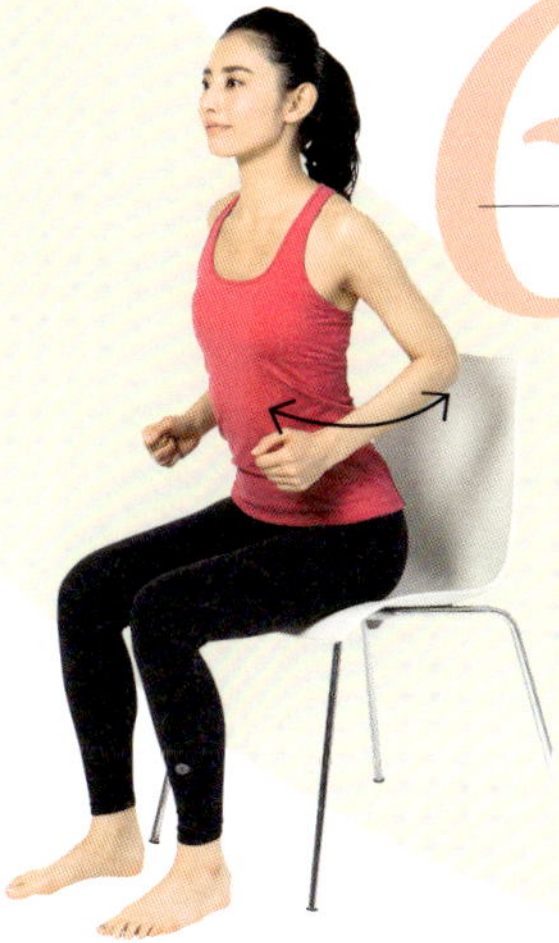

7 反動で立ち上がる

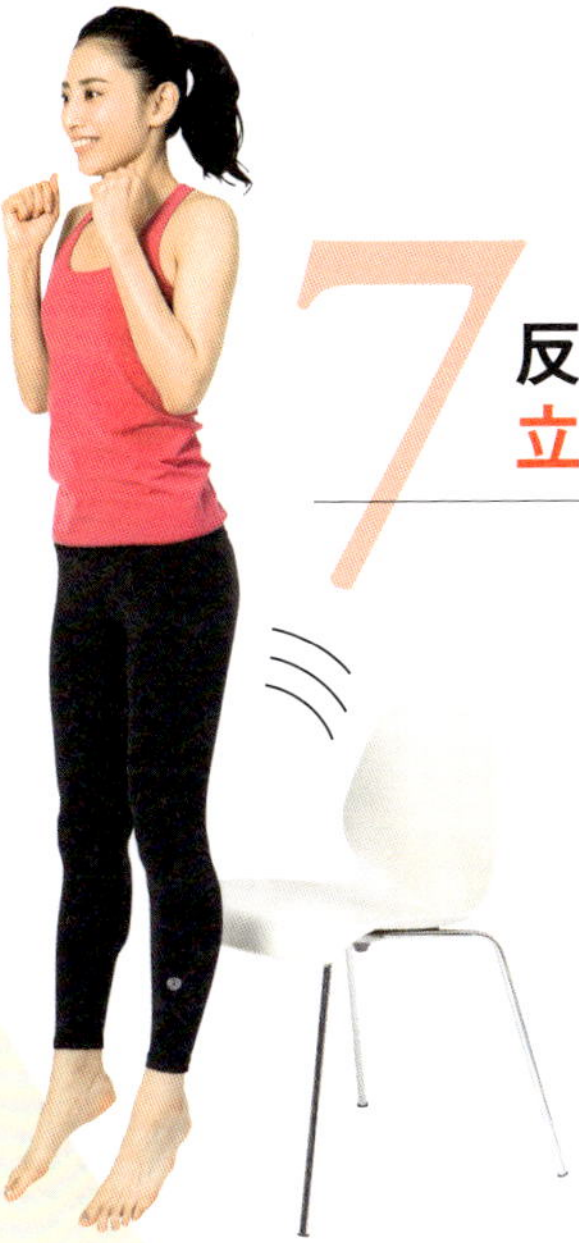

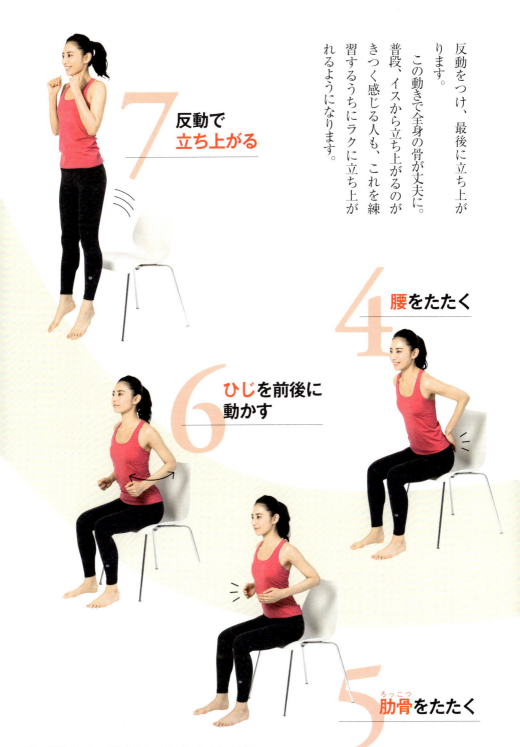

1 手をたたく

やり方

イスに浅めに腰かけて、両手を38ページの要領で〝山型〟にします（この形はほかの部分をたたくときも同じです）。左右の手首を近づけて、ポコポコと音がするように10回たたきます。

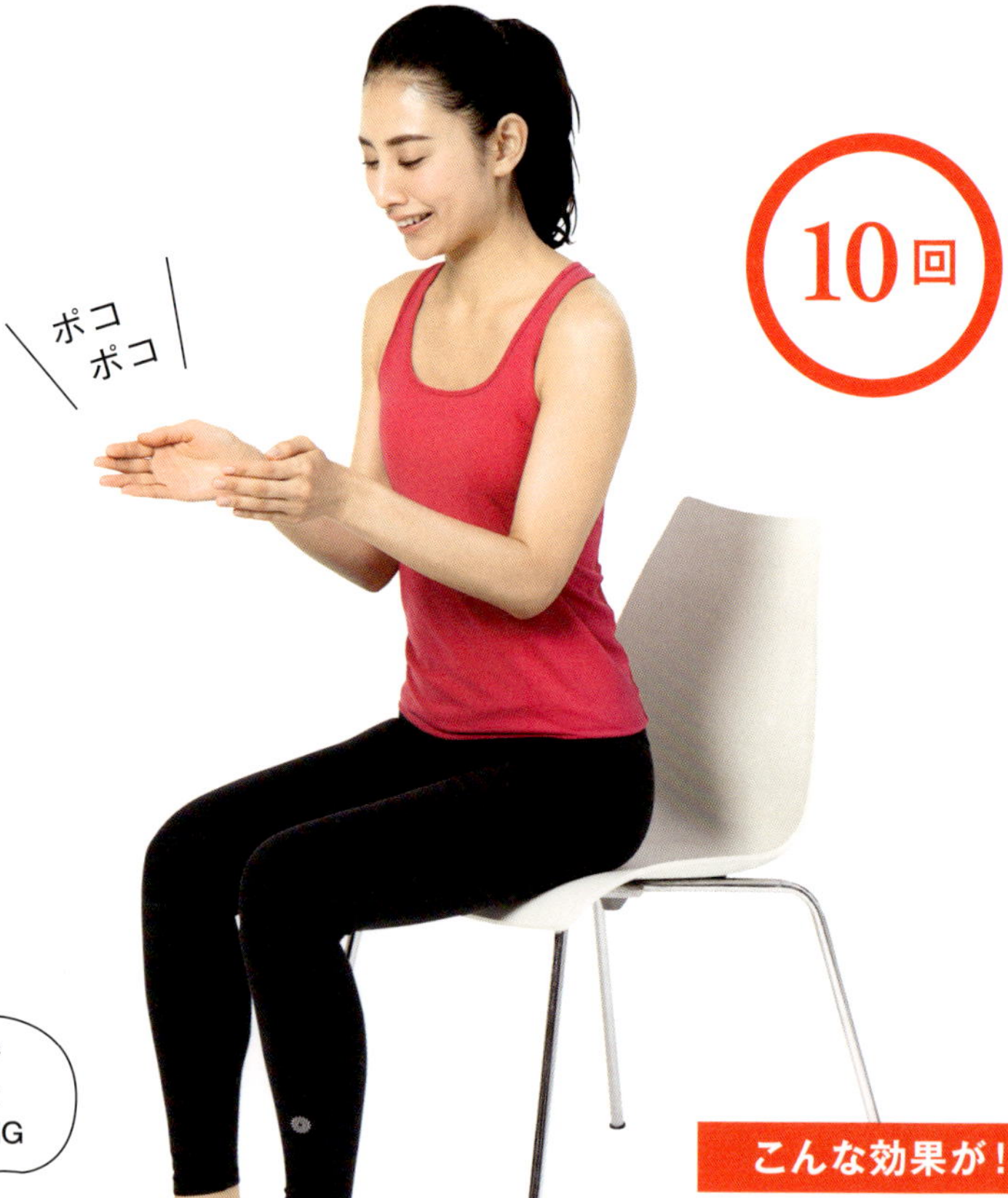
ポコ
ポコ
10回

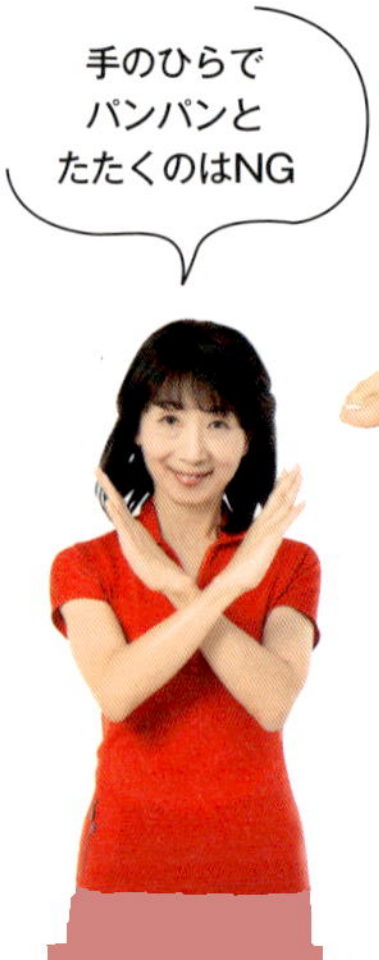
手のひらで
パンパンと
たたくのはNG

こんな効果が！

末端の血液循環がよくなり、冷えが改善するほか、脳が活性化し、認知症の予防にもつながります。また、手をたたくと腰椎から胃腸にも刺激が伝わり、胃腸の働きもよくなります。

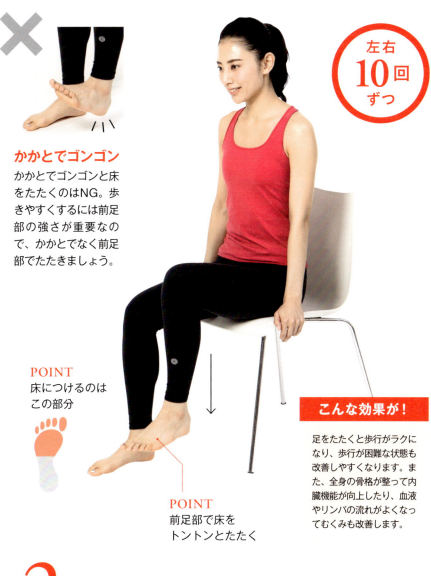

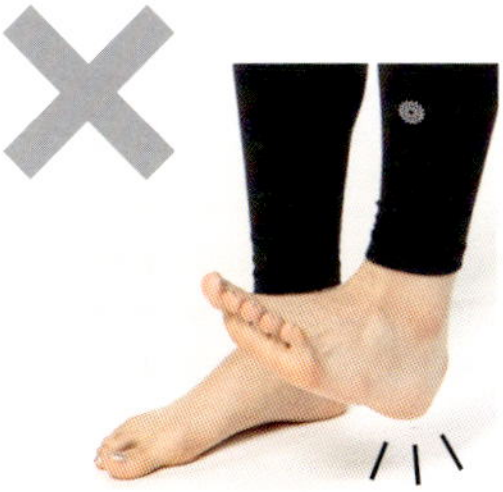

かかとでゴンゴン

かかとでゴンゴンと床をたたくのはNG。歩きやすくするには前足部の強さが重要なので、かかとでなく前足部でたたきましょう。

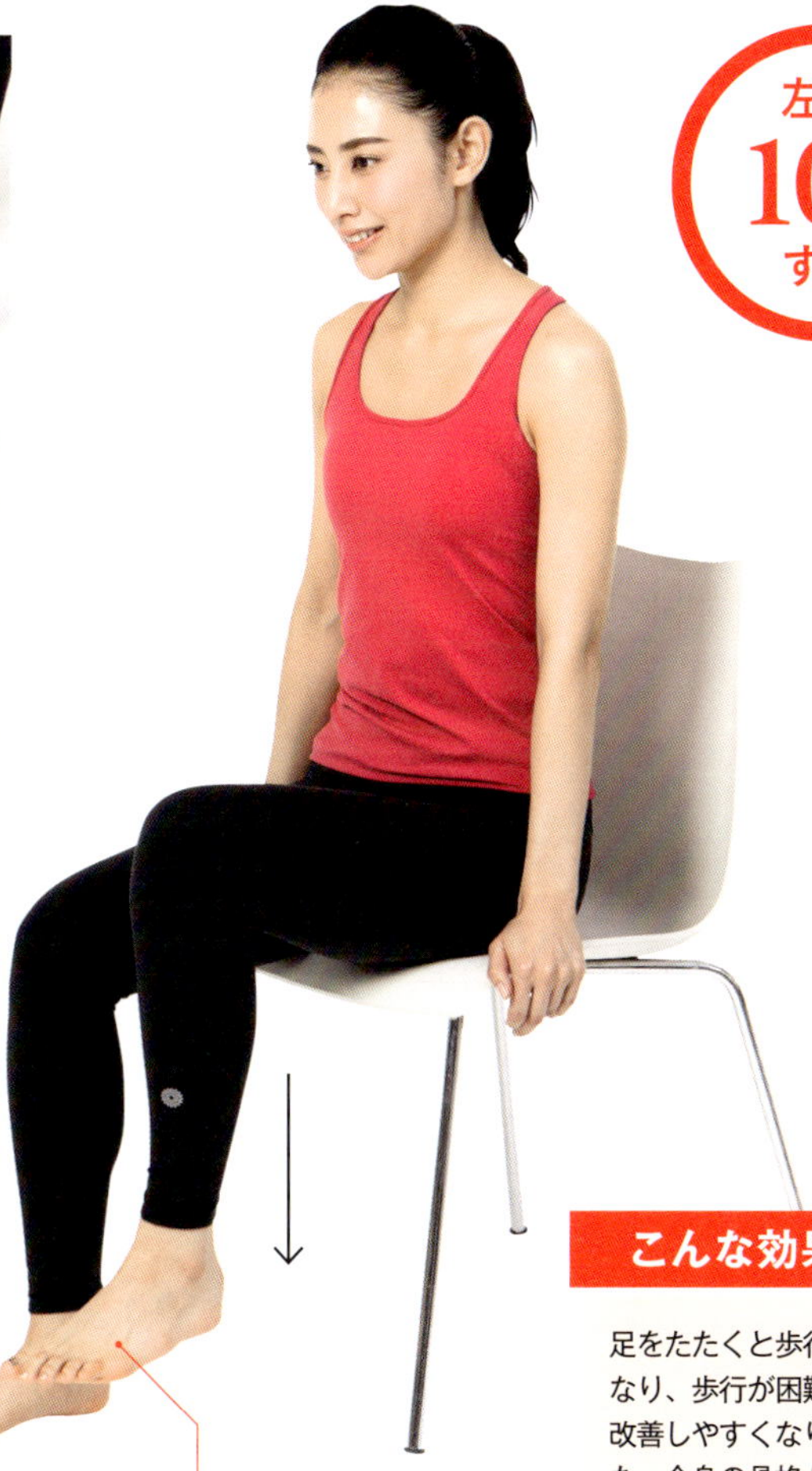

左右10回ずつ

POINT
床につけるのは
この部分

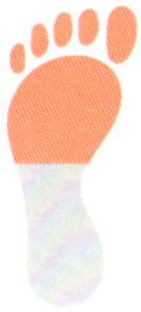

POINT
前足部で床を
トントンとたたく

こんな効果が！

足をたたくと歩行がラクになり、歩行が困難な状態も改善しやすくなります。また、全身の骨格が整って内臓機能が向上したり、血液やリンパの流れがよくなってむくみも改善します。

2 足をたたく（前足部で床をタッピング）

やり方

座面に手をついて体を支え、片方の前足部を床にトントンとたたきつけます。左右10回ずつ。ひざとかかとを連動させて行って。やりにくい人は両手で片ひざを持って上げ下ろししてもOK。

3 ひざをたたく

やり方　足を軽く開き、両手を山型にして、両ひざを内側からポコポコと10回たたきます。次に、両ひざを上からポコポコと10回たたきます。

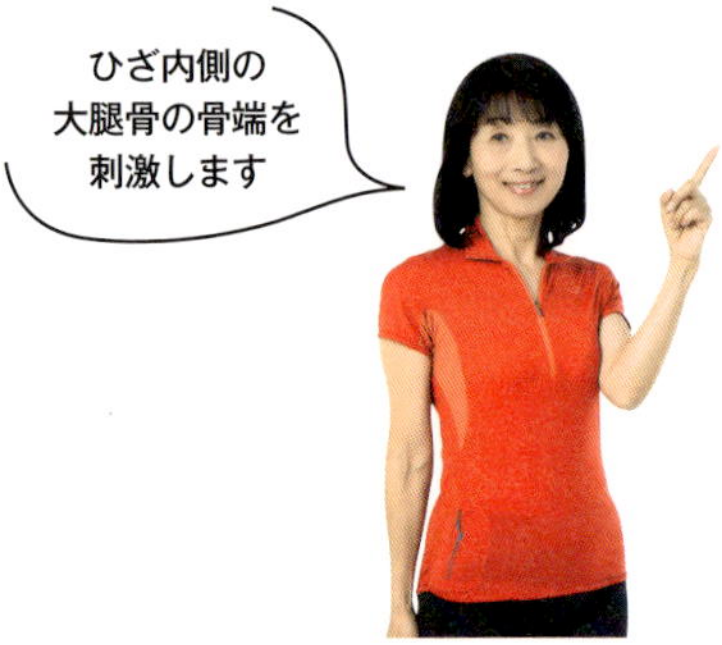
ひざ内側の
大腿骨の骨端を
刺激します

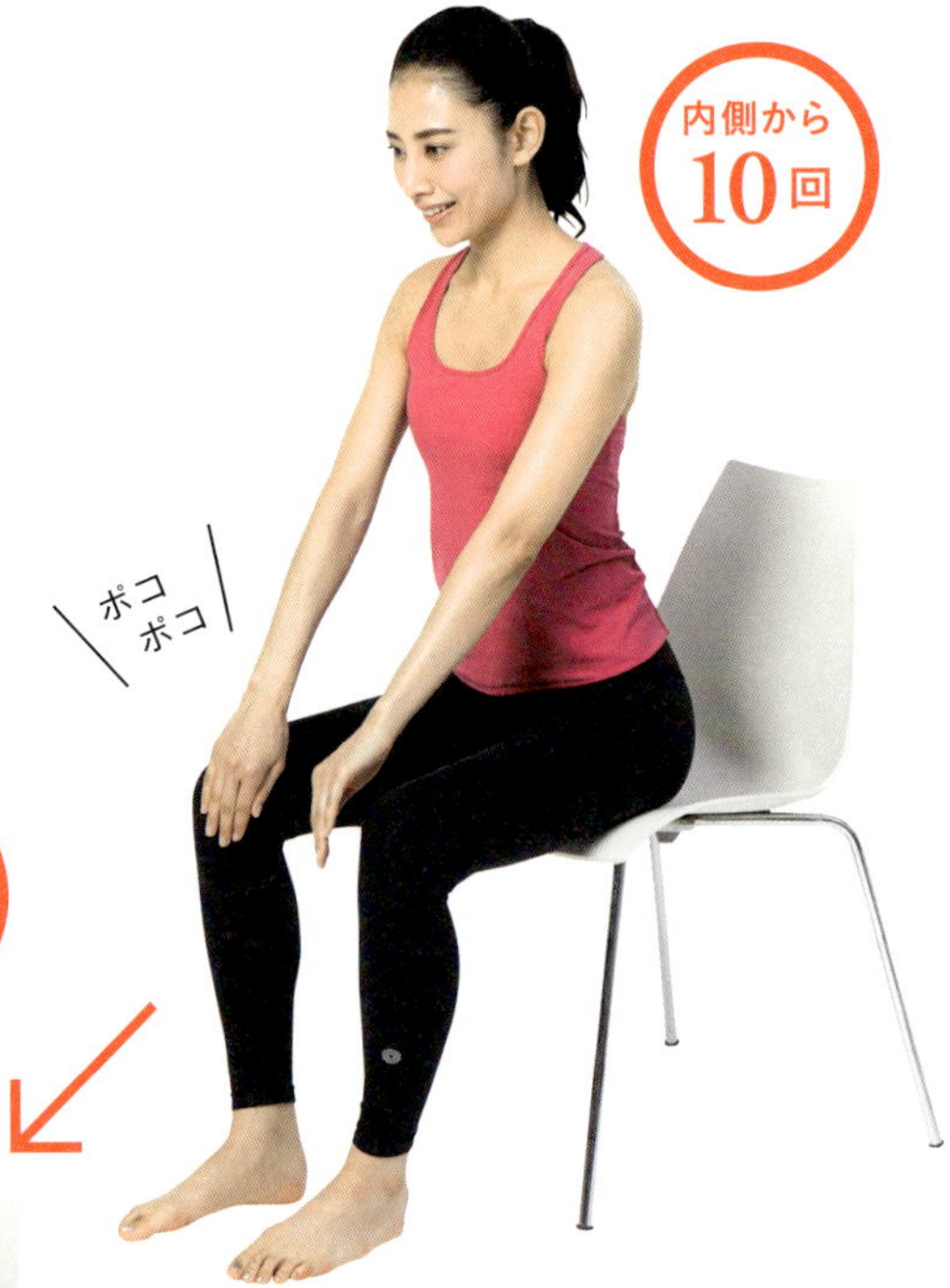
内側から
10回
ポコ
ポコ

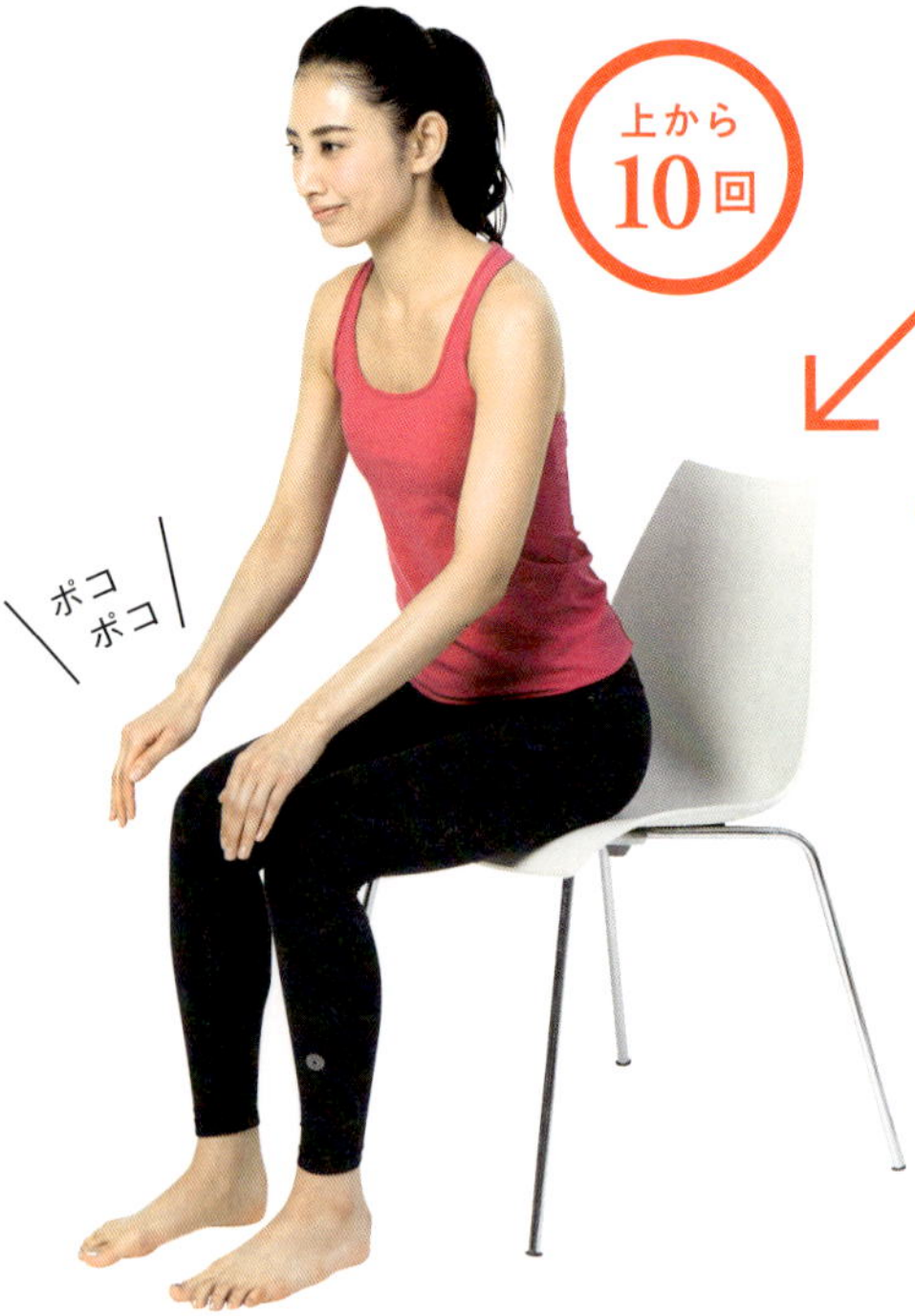
上から
10回
ポコ
ポコ

こんな効果が！

ひざの骨をたたいて丈夫にすることでひざの痛みの予防になり、体を支えやすくもなります。ひざ内側の大腿骨の骨端をたたくため、大腿骨も丈夫になり、大腿骨骨折の予防効果も。

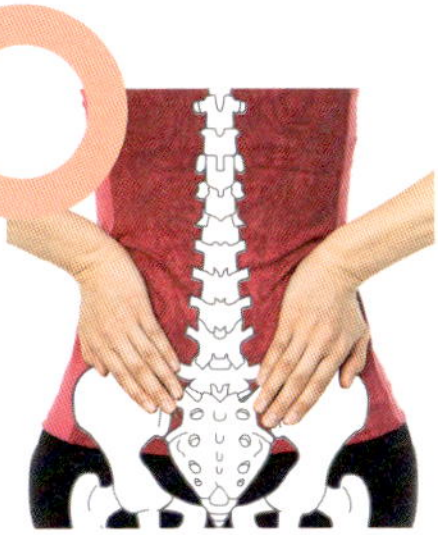

たたく場所はここ

たたくのは腰骨の上部のやや内側。左右に2ヵ所ある、少し尖ったところ（腸骨棘《ちょうこつきょく》）をたたいて。腰の外側やお尻はNG。

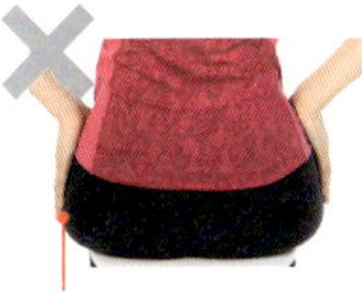

POINT
外側すぎてもダメ

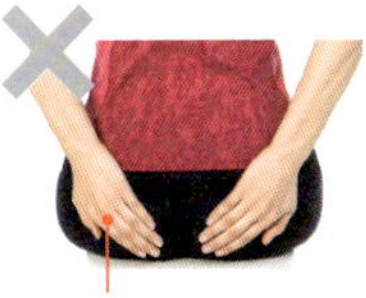

POINT
下すぎてもダメ

10回

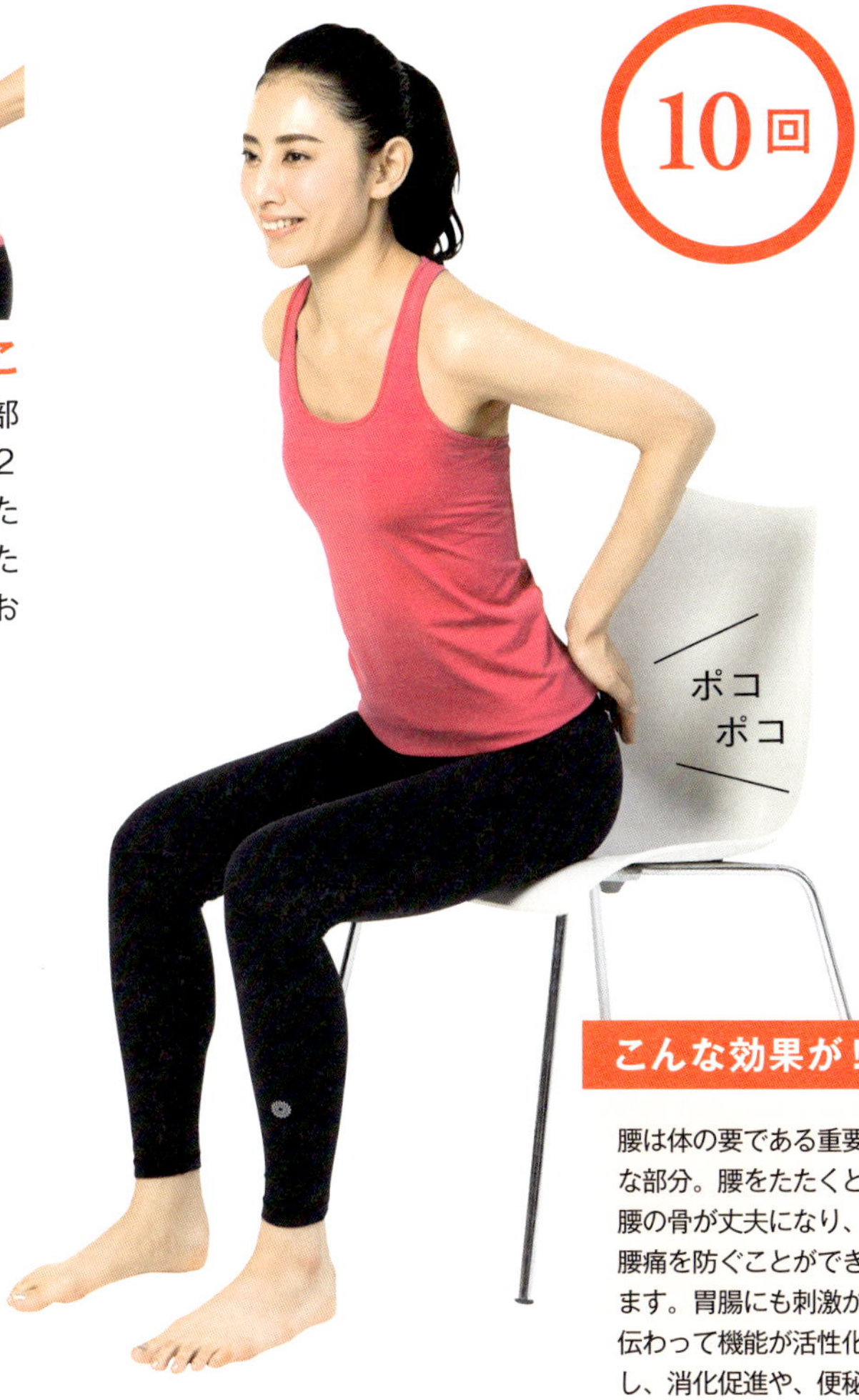

こんな効果が！

腰は体の要である重要な部分。腰をたたくと腰の骨が丈夫になり、腰痛を防ぐことができます。胃腸にも刺激が伝わって機能が活性化し、消化促進や、便秘予防にも効果的。

4 腰をたたく

やり方

両手を山型にして体の後ろに回し、腰骨の上部のやや内側をポコポコと10回たたきます。少し前傾姿勢にして腰を突き出すようにすると、たたきやすくなります。

5 肋骨《ろっこつ》をたたく

やり方

両手を山型にして、肋骨の下部をやさしく10回たたきます。肋骨の下部は軟骨を含むので強くたたかないようにしましょう。やさしくたたいても痛みを感じる人はさするだけでもOK。

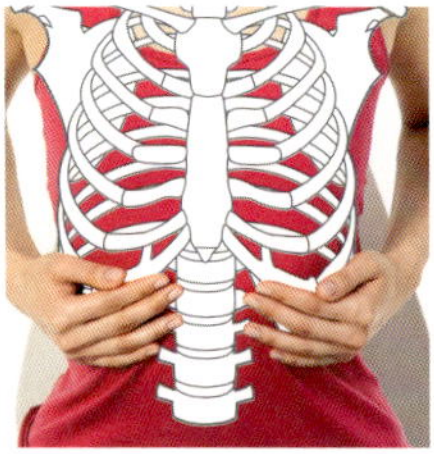

たたく場所はここ

たたく場所は、肋骨の下部。ここは軟骨を含むのでほかの部分より柔らかく、強くたたくと負担をかけるのでやさしくたたくこと。

10回

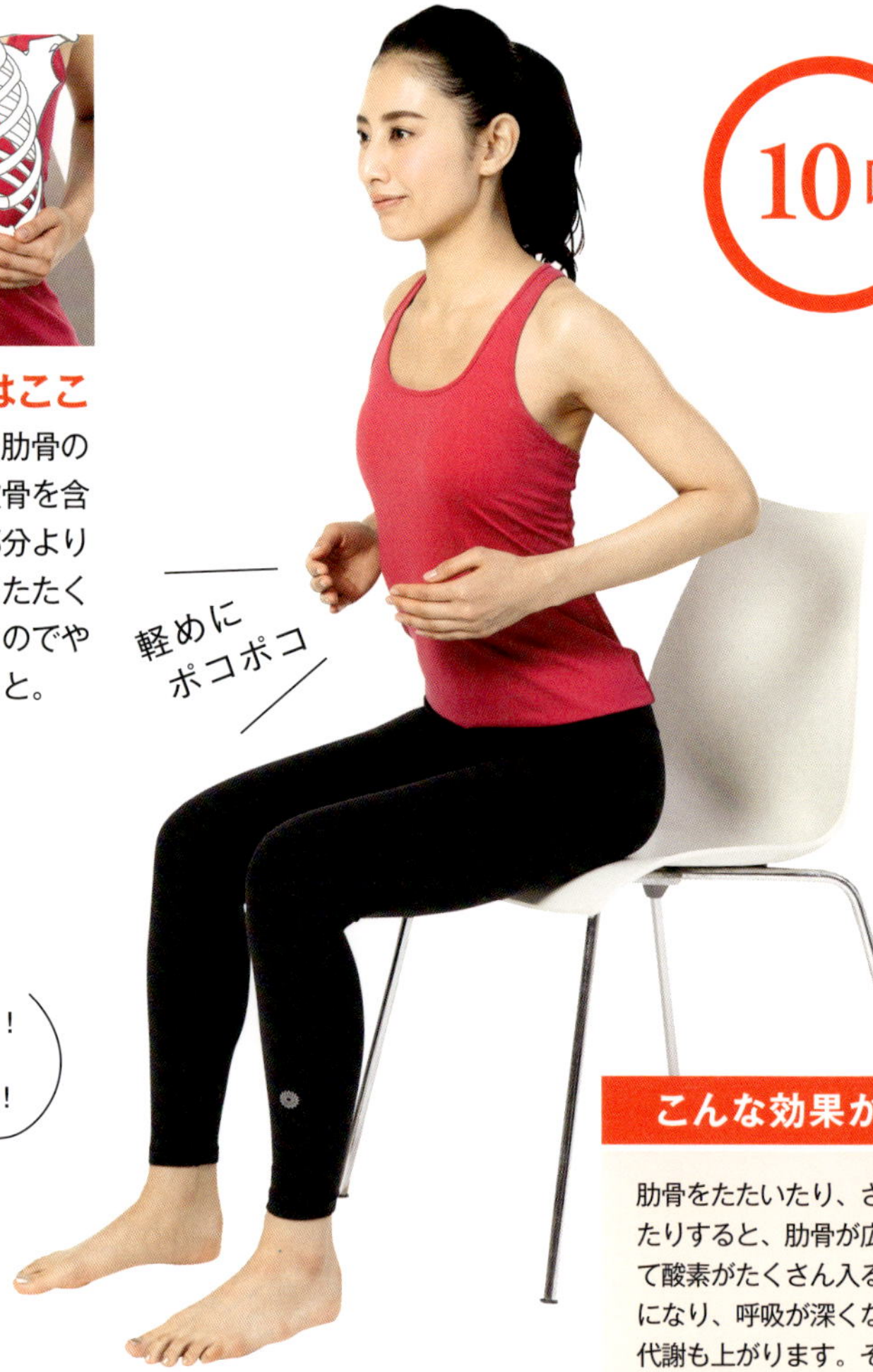
軽めに
ポコポコ

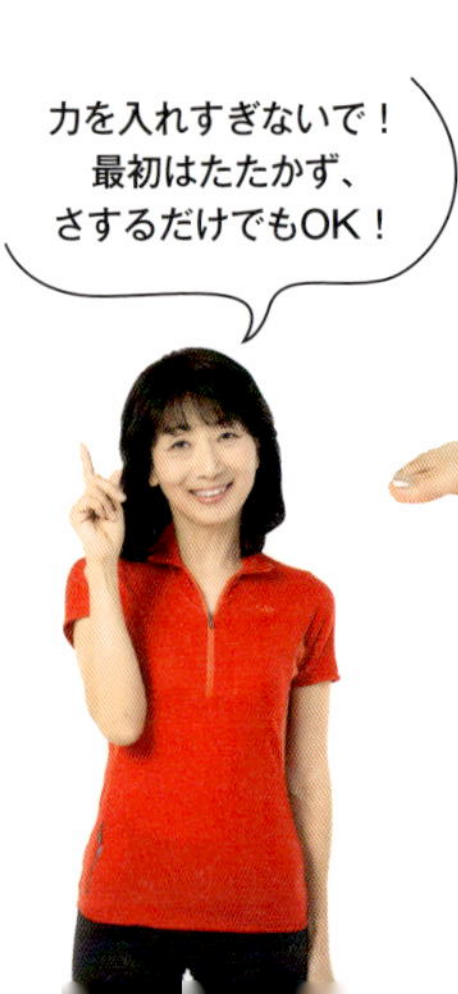
力を入れすぎないで！
最初はたたかず、
さするだけでもOK！

こんな効果が！

肋骨をたたいたり、さすったりすると、肋骨が広がって酸素がたくさん入るようになり、呼吸が深くなって代謝も上がります。それにより背筋が自然に伸び、姿勢も整います。

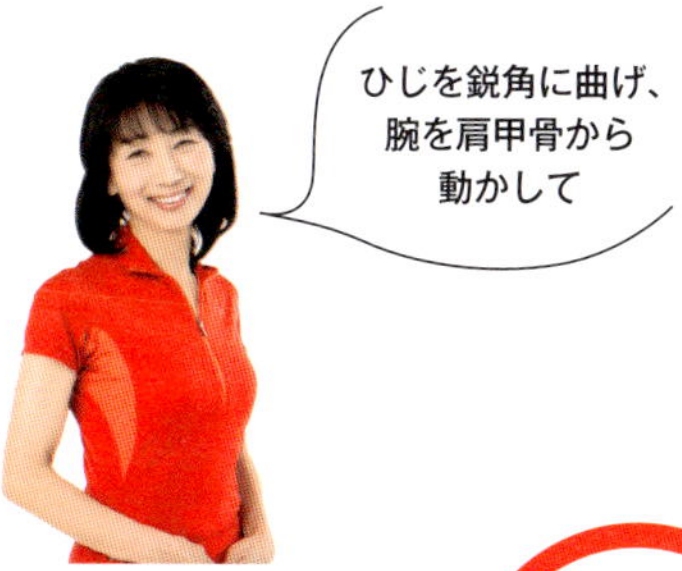
ひじを鋭角に曲げ、
腕を肩甲骨から
動かして

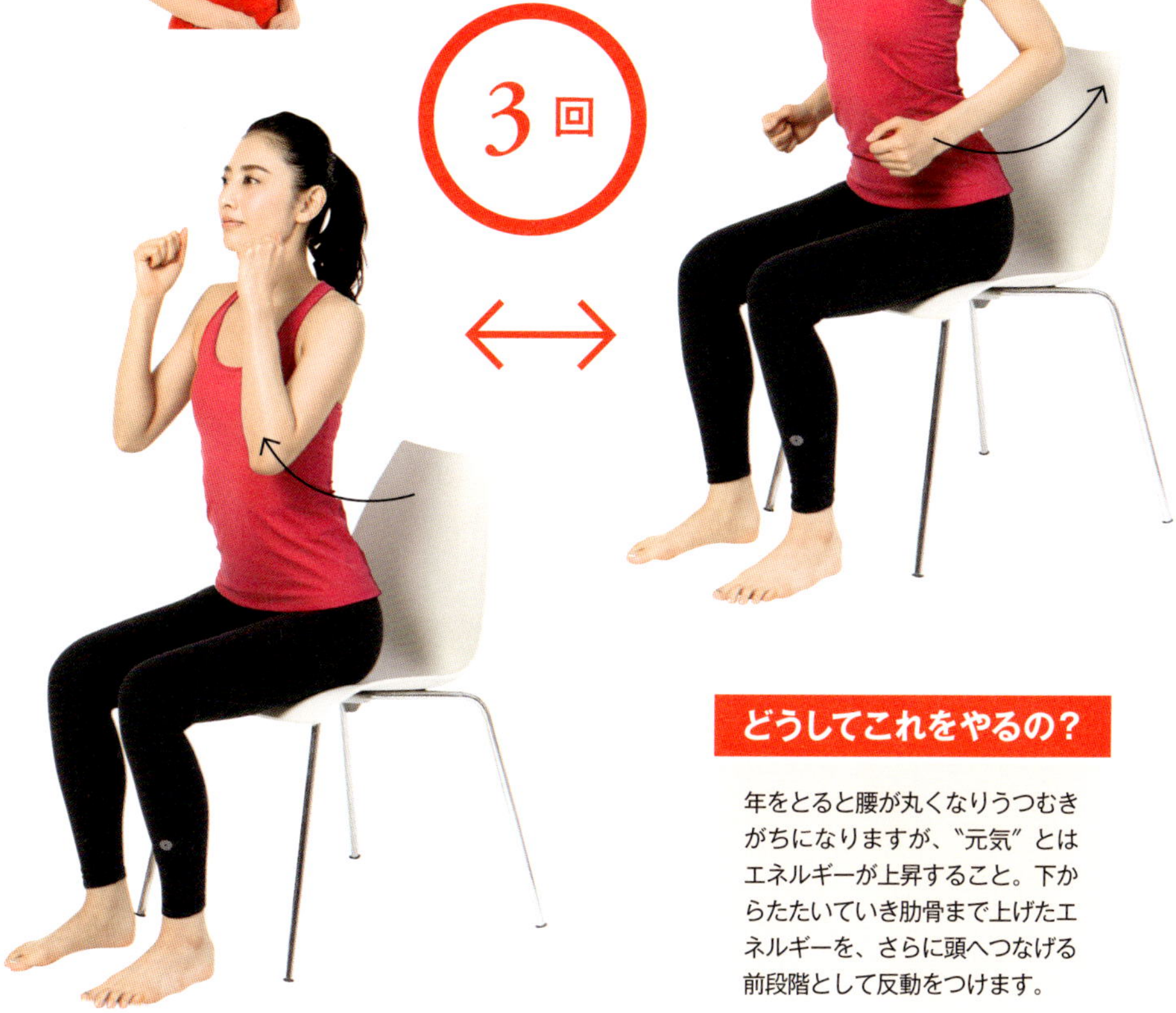
3回

どうしてこれをやるの？

年をとると腰が丸くなりうつむきがちになりますが、〝元気〟とはエネルギーが上昇すること。下からたたいていき肋骨まで上げたエネルギーを、さらに頭へつなげる前段階として反動をつけます。

6 ひじを前後に動かす

やり方

両手を握り、両ひじを曲げて後ろに引き、次に前に振ります。この前後振りを３回行い、立ち上がるための反動をつけます。肩を上げて肩甲骨をしっかり動かすと立ち上がりやすく。

7 反動で立ち上がる

やり方

ひじを前後に振り反動をつけたら、その勢いで立ち上がります。立ち上がりながら跳べる人は跳びましょう。

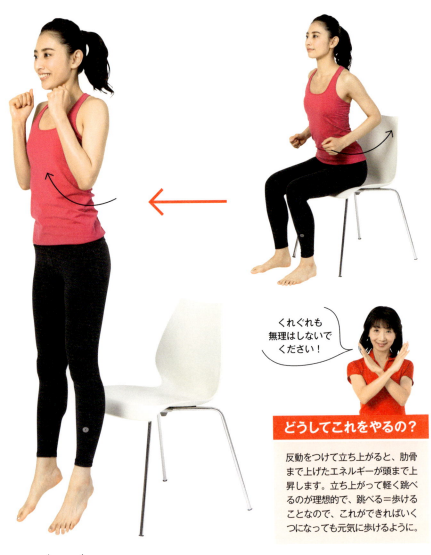

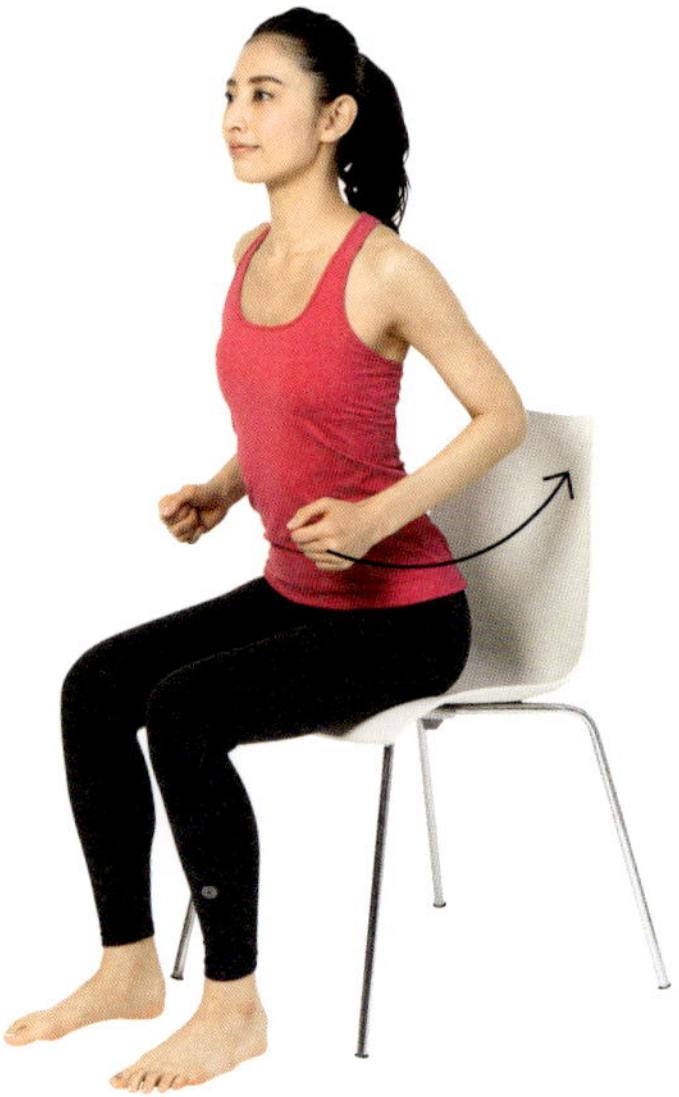

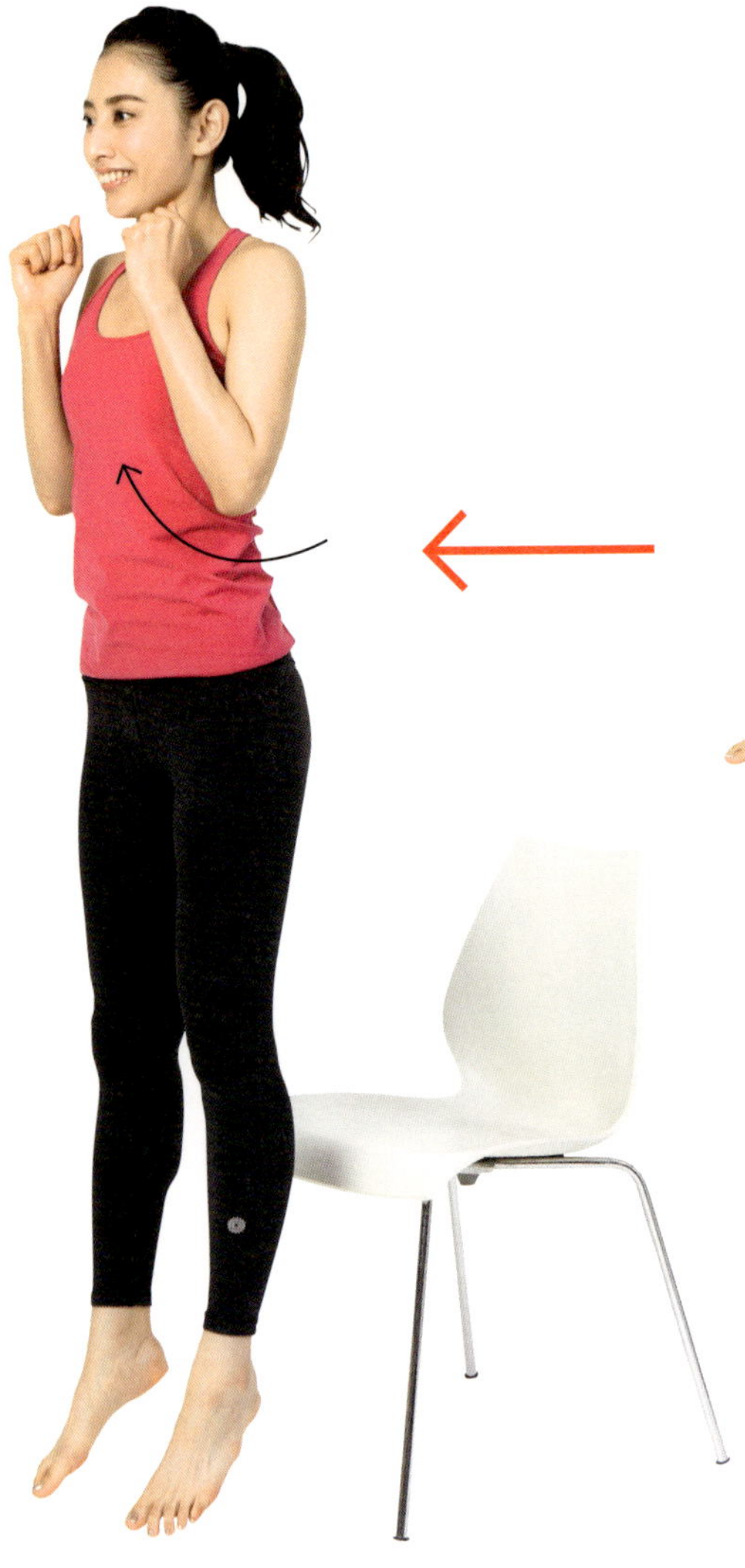

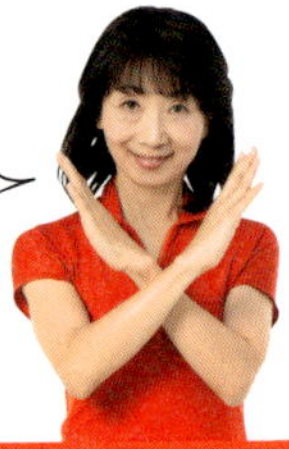

どうしてこれをやるの？

反動をつけて立ち上がると、肋骨まで上げたエネルギーが頭まで上昇します。立ち上がって軽く跳べるのが理想的で、跳べる＝歩けることなので、これができればいくつになっても元気に歩けるように。

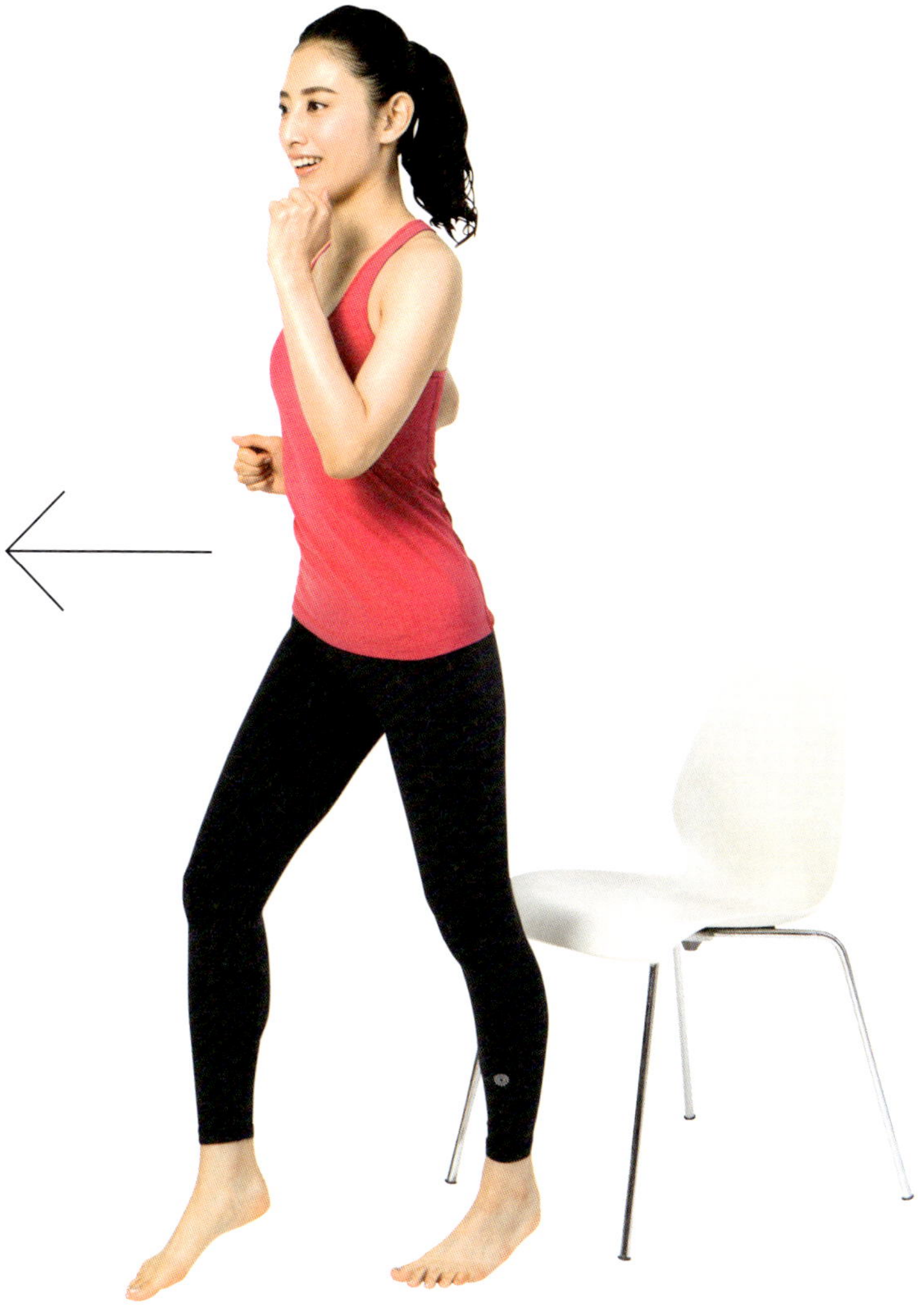

+α そのまま5歩前進

やり方

立ち上がったら前へ5歩進みましょう。歩くのが難しい場合は、その場で5回足踏みをするだけでもOK。ここまで行うことで、より歩行がラクになり、一生自分の足で歩ける体が作れます。

ここが知りたい！
ポコポコ骨たたきQ&A

Q 痛みがあるところもたたいたほうがいい？

A まずは痛む部分から少し離れたところをたたきましょう

ひざが痛いならまず足をたたき（P45）、次に軽くひざをたたきます。腰が痛いなら痛む部分から離れたひざからたたきましょう。痛む部分でも、心地よく感じる程度の強さでたたけば、痛みが軽減していくはず。

Q たくさんするほどいいの？

A やりすぎはNG。適度に行って

骨たたきはたくさんするほどいいわけではなく、たたきすぎるとあざができてしまったり、まれに骨が腫れてしまう場合があるのでNG。たたいて心地よさを実感したらやめるというように、適度に行いましょう。

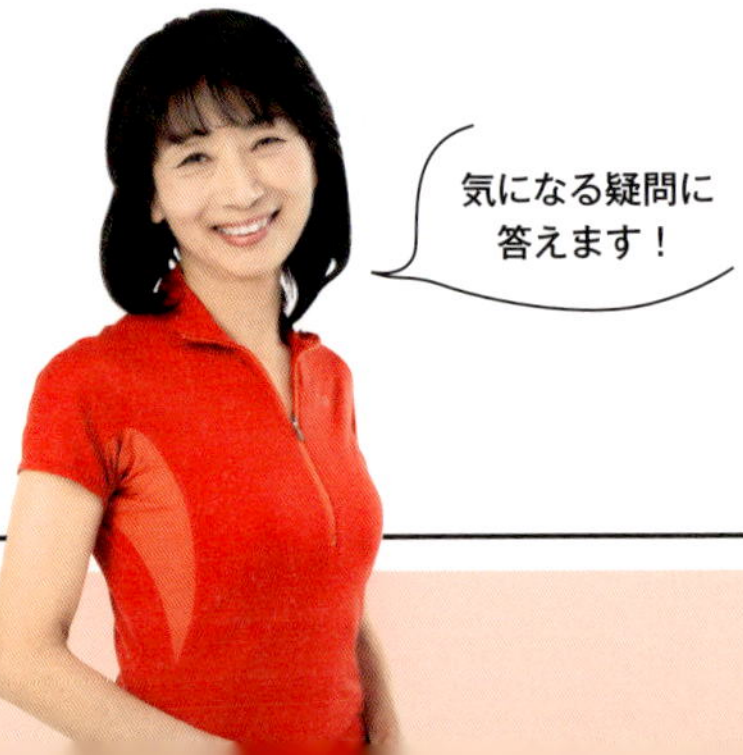

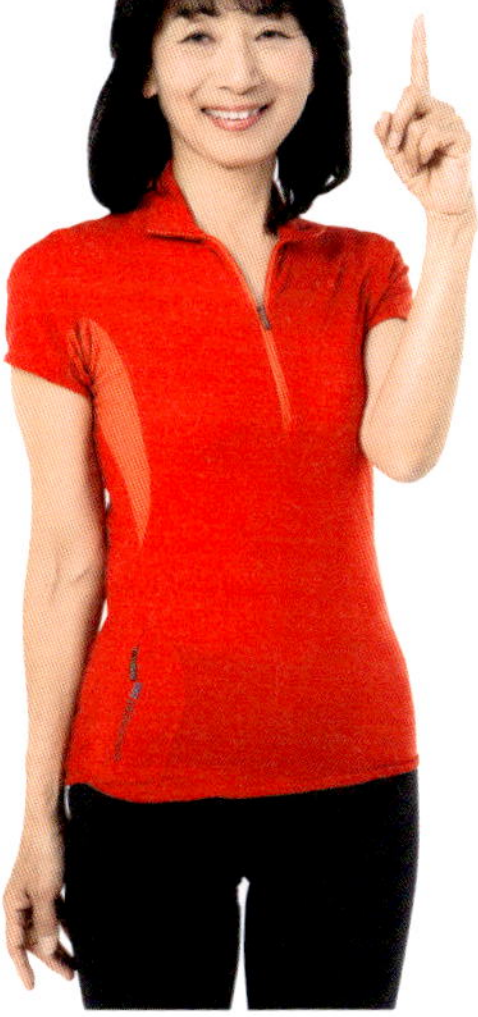
長く続けるほど
どんどん骨は
丈夫になります！

Q どれくらいで効果が出るもの？

A 何らかの変化はすぐに感じるはず

骨たたきをすると筋肉のこわばりが取れるので、行うとすぐ体が軽くなったりと何らかの変化を感じると思います。また、たとえば大腿骨は200日（約7ヵ月）で生まれ変わるので、そのくらいの期間継続すれば骨が丈夫になり、さらに体調がよくなるのを実感できるはず。

Q 腰だけ、ひざだけではダメ？ 全部順番にたたいたほうがいいの？

A 時間がないときは気になる部分だけでもOK

全部順番にたたくのが理想的ですが、時間がなかったり、仕事の合間などに行う場合、ひざが疲れたらひざたたき、腰が疲れたら腰たたきというように自分の気になる部分だけたたいてもOKです。

STEP 3

できる人はこれも！

立って行う
骨たたき体操

座って行う基本の骨たたき体操に慣れたら、立って行ってみて。
ラクに立てる人は、最初から立って行ってもOKです。

立って行う体操は
こんな人におすすめ

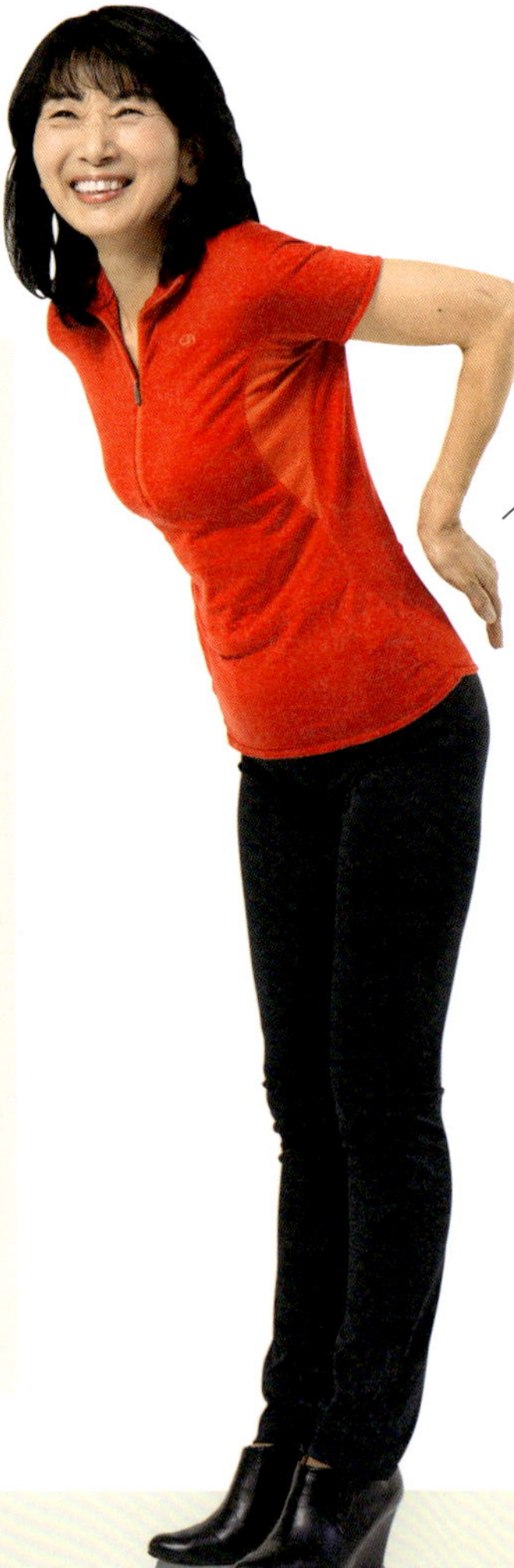

CHECK

- 足が ふらふらしない人
- 立っていても めまいがしない人
- もっと 元気になりたい人
- 座って行う体操では 少し物足りない人

立つと体の軸と足のバランスが取れ、総合的な体の調整ができる

座って行う基本の骨たたき体操が無理なくできるようになった人は、立って行う骨たたき体操にトライしましょう。

立つと体の軸と足のバランスが取れるので、総合的な体の調整ができ、より骨たたきの効果が高まります。ですから、立ったとき足がふらふらしない人や、めまいなどがしない人、もっと元気になりたい人、座って行う骨たたき体操では少し物足りなく感じる人は、最初から立って行う骨たたき体操から始めてＯＫです。

続けることで全身の骨が丈夫になり、姿勢が整うほか、無理なく歩ける人ももっとスムーズに歩けるようになります。

立って行う方法も、座って行う方法と同じく簡単なので、時間を見つけてちょこちょこと行い、毎日の習慣に。

1 足をたたく（前足部で床をタッピング）

やり方

姿勢よく立ち、軽く両手を握り、ひじを曲げて胸の前あたりで構えます。片足を上げて、前足部を床にトントンとたたきつけます。これを左右10回ずつ行いましょう。

左右10回ずつ

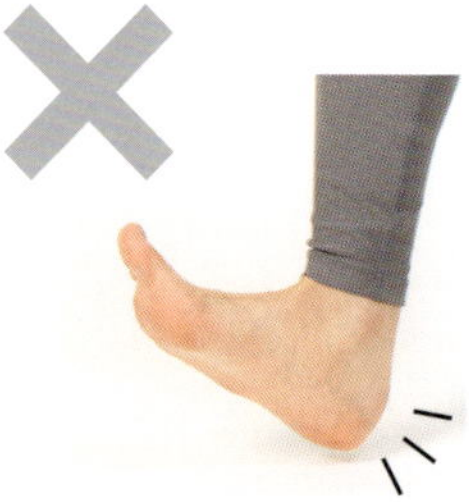

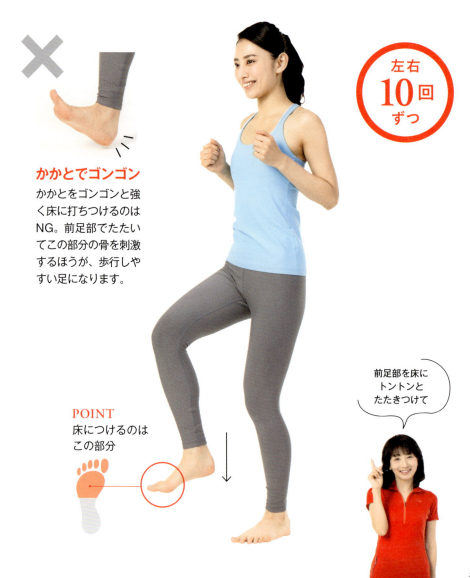

かかとでゴンゴン

かかとをゴンゴンと強く床に打ちつけるのはNG。前足部でたたいてこの部分の骨を刺激するほうが、歩行しやすい足になります。

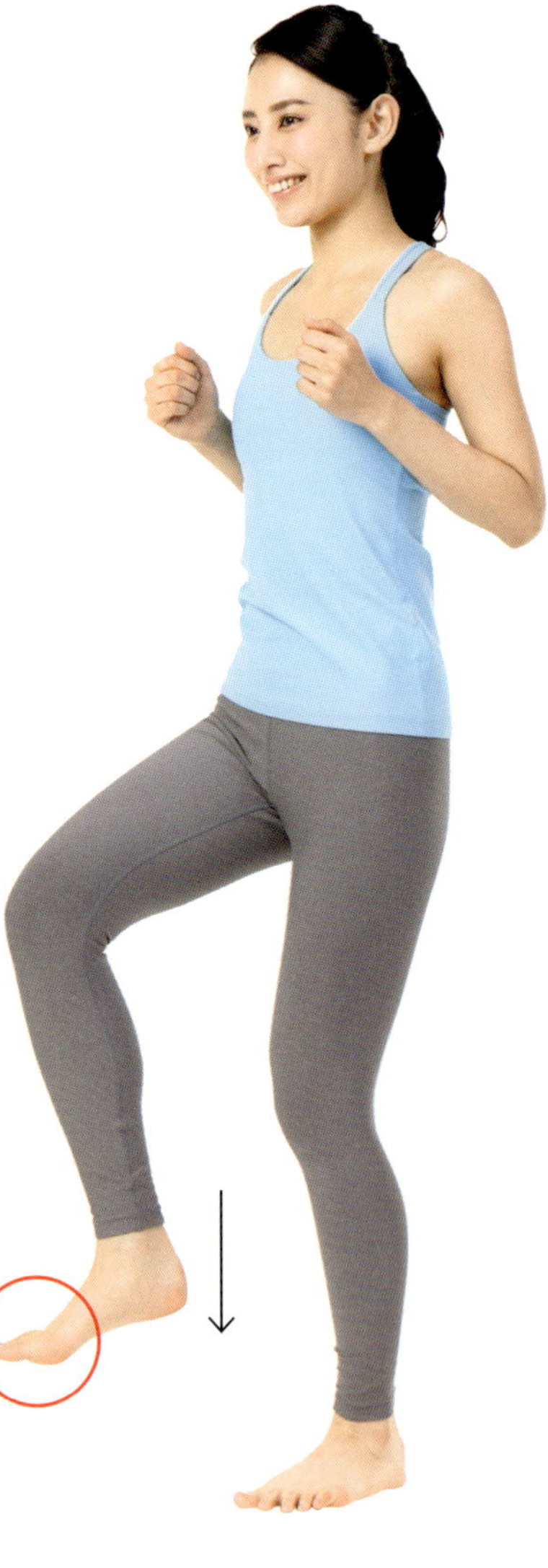

POINT
床につけるのはこの部分

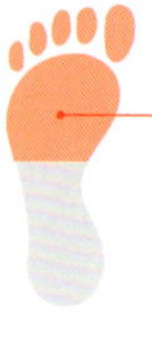

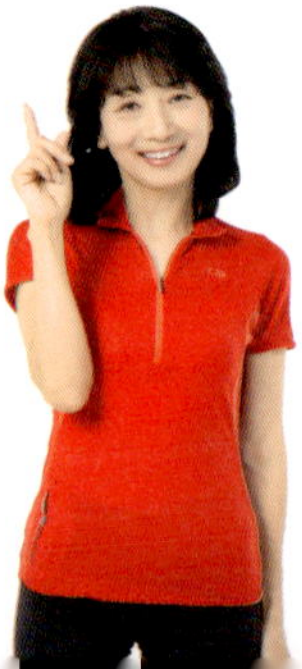

前足部を床にトントンとたたきつけて

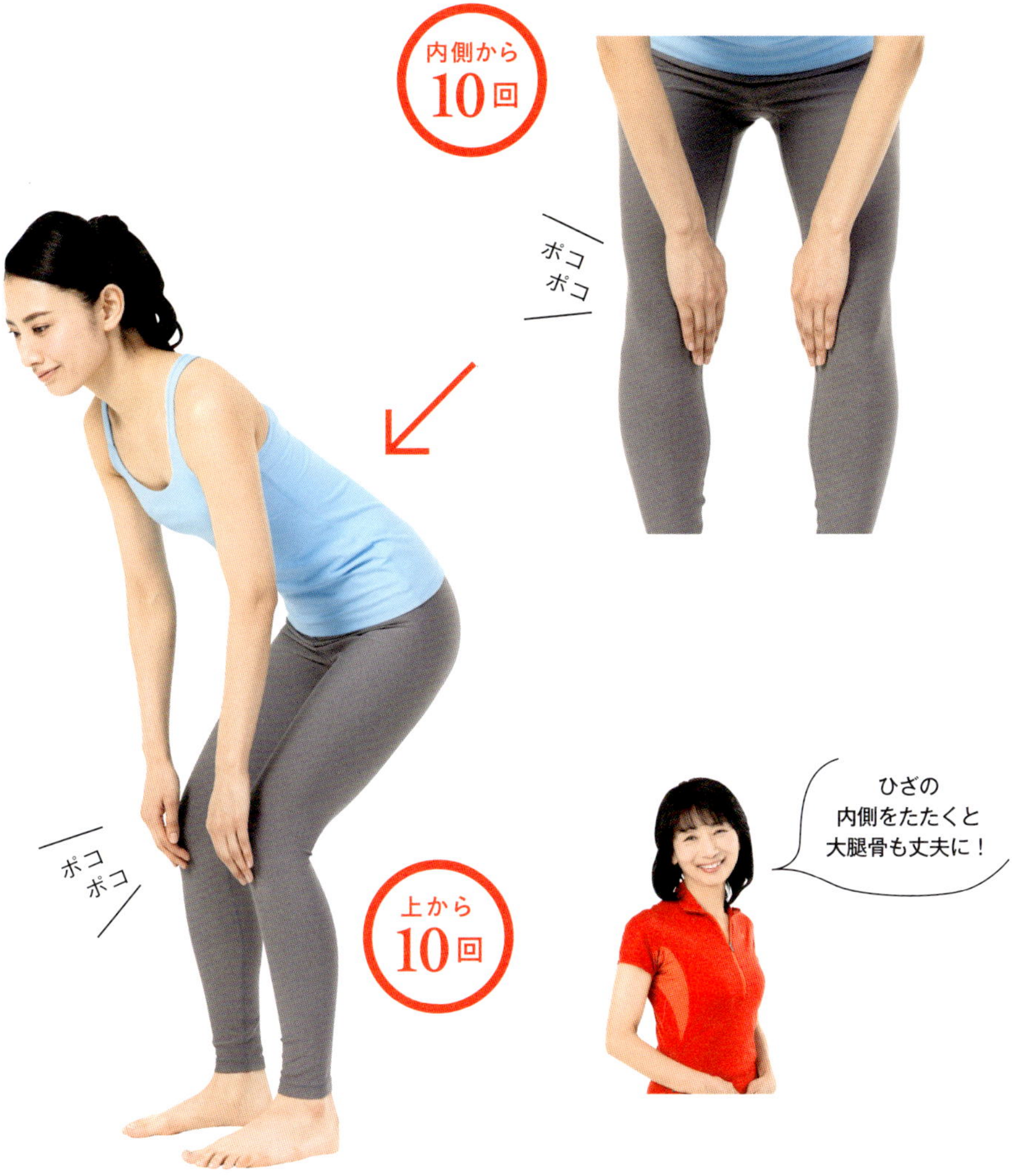

2 ひざをたたく

やり方

足を腰幅程度に開き、両ひざを軽く曲げ、両手を山型にして、ひざを内側からポコポコと10回たたきます。次に、両ひざを上からポコポコと10回たたきます。

3 腰をたたく

やり方

足を腰幅程度に開き、両ひざを軽く曲げ、腰を後ろに突き出して前傾姿勢になります。両手を山型にして体の後ろに回し、腰骨の上部のやや内側をポコポコと10回たたきます。

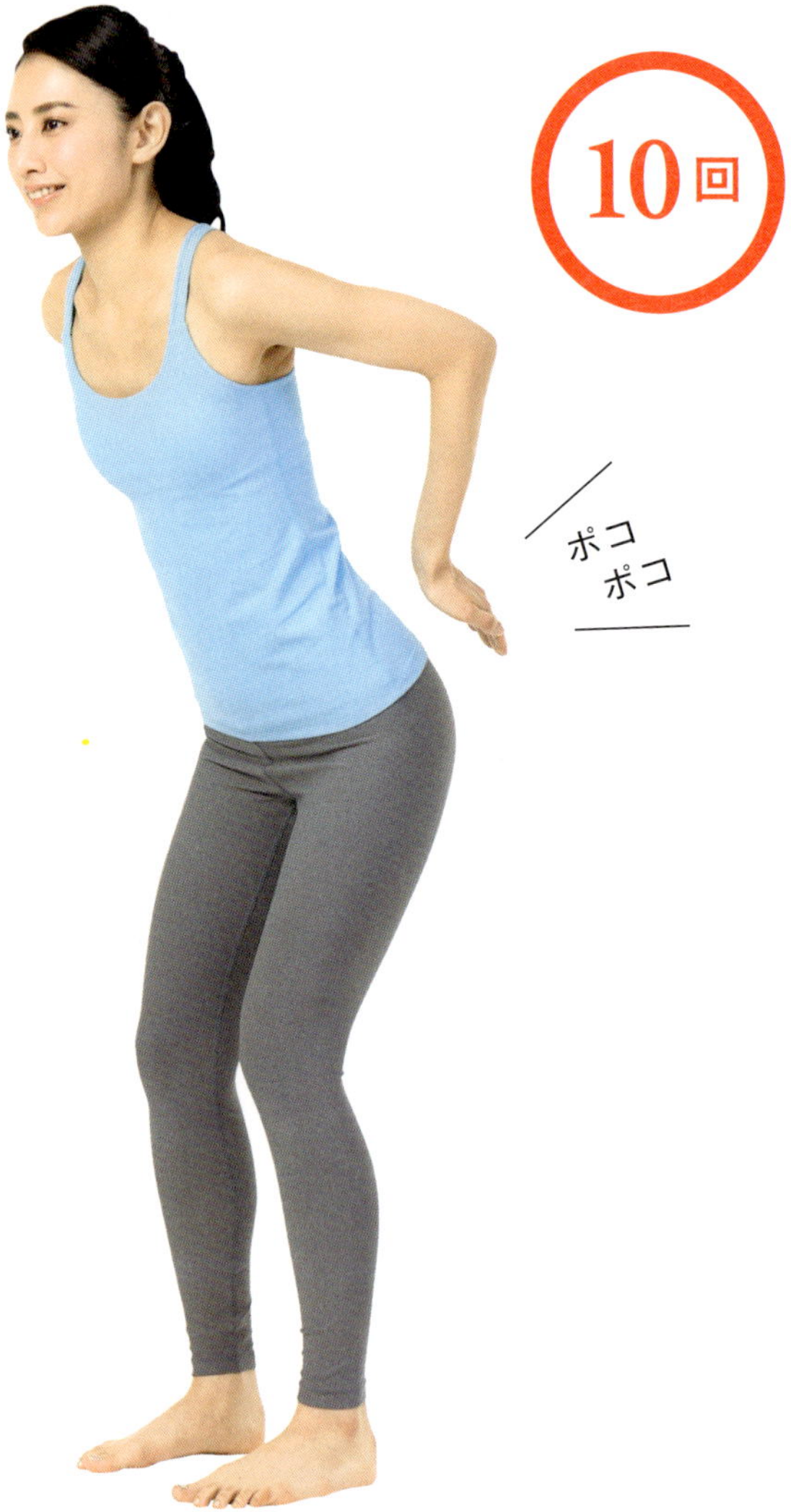

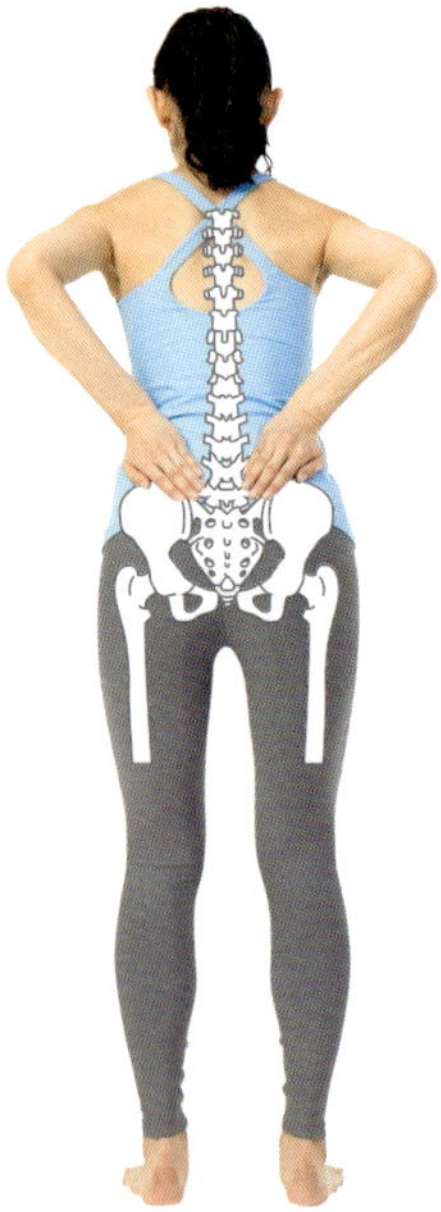

後ろから見ると

たたくのはお尻でなく、腰骨の上部のやや内側（47ページ参照）。

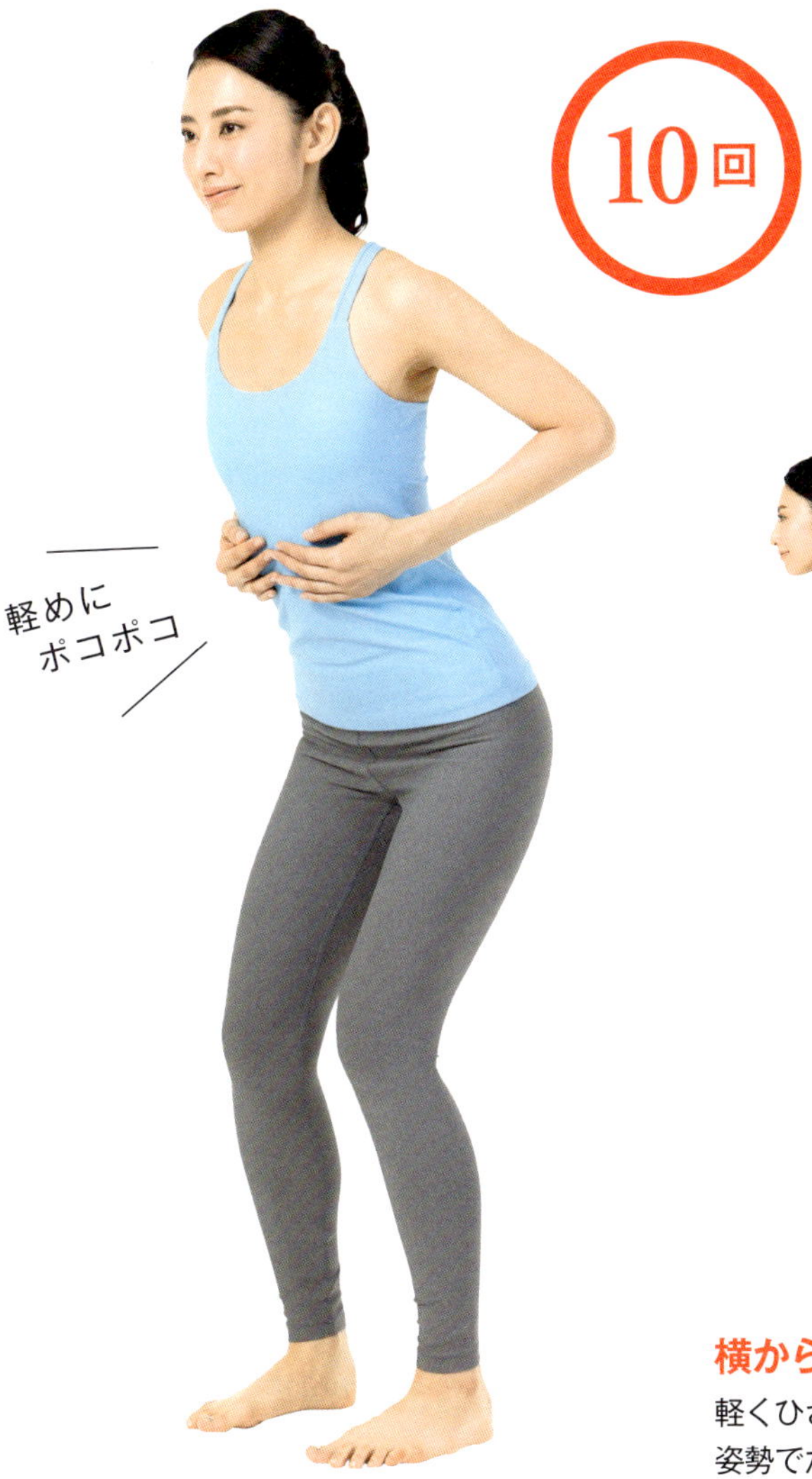

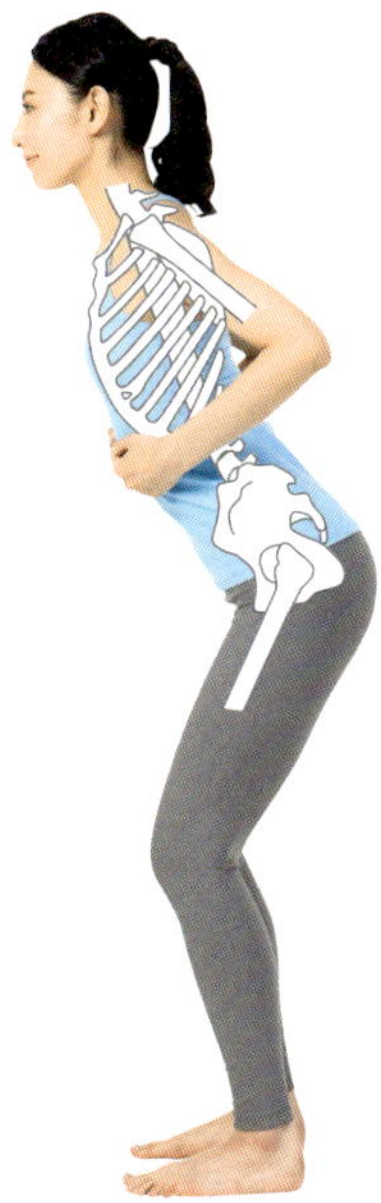

横から見ると
軽くひざを曲げ、やや前傾姿勢でたたきましょう。

4 肋骨《ろっこつ》をたたく

やり方 足を腰幅程度に開き、両ひざを軽く曲げた姿勢で、両手を山型にして、肋骨の下部(48ページ参照)をやさしく10回たたきます。やさしくたたいても痛みを感じる人はさするだけでもOK。

5 ひじを前後に動かす

やり方

足を少し開いて軽く両ひざを曲げた姿勢のまま、両手を軽く握り、両ひじを曲げて後ろに引き、前に振ります。この前後振りを３回行います。肩を上げて肩甲骨をしっかり動かしましょう。

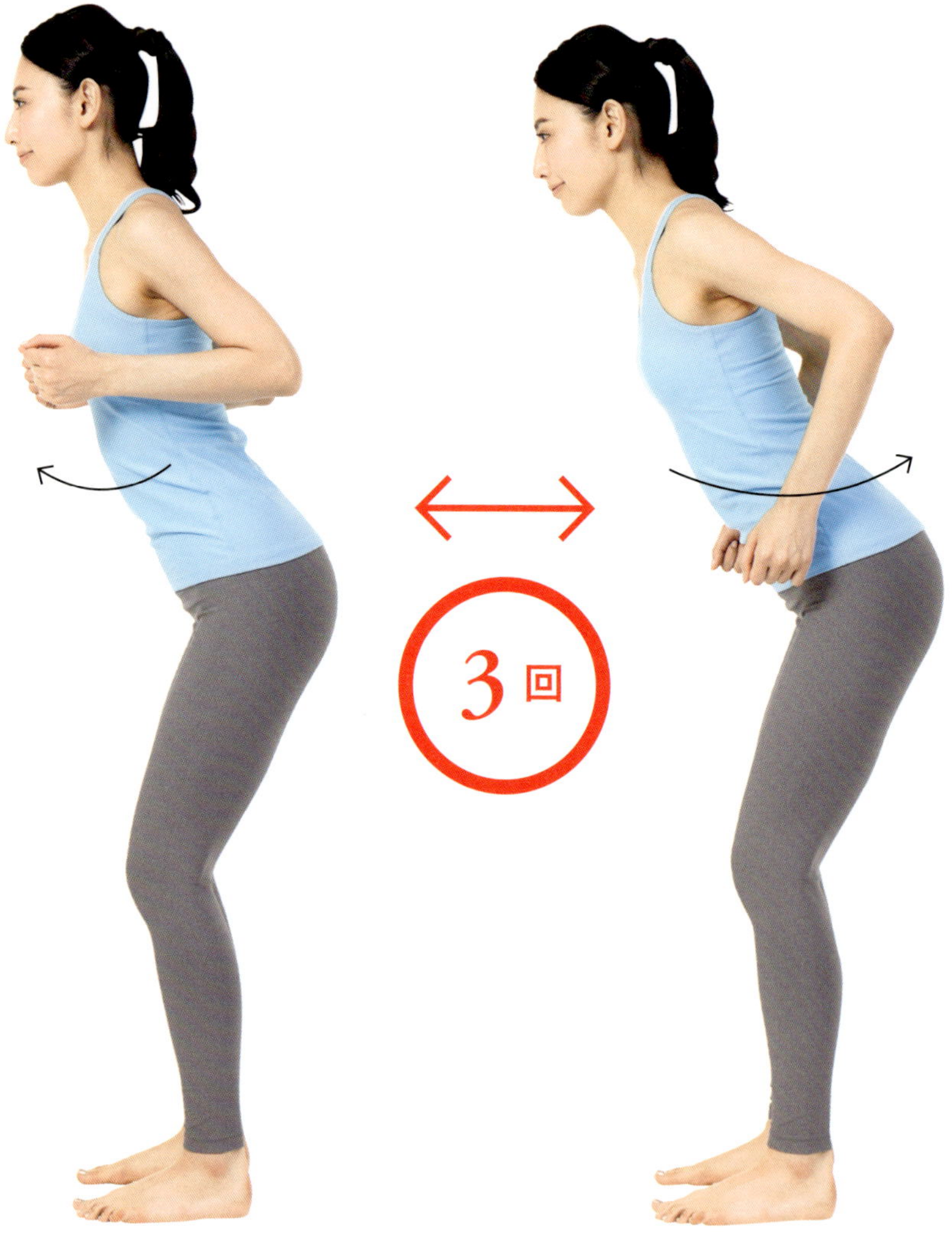

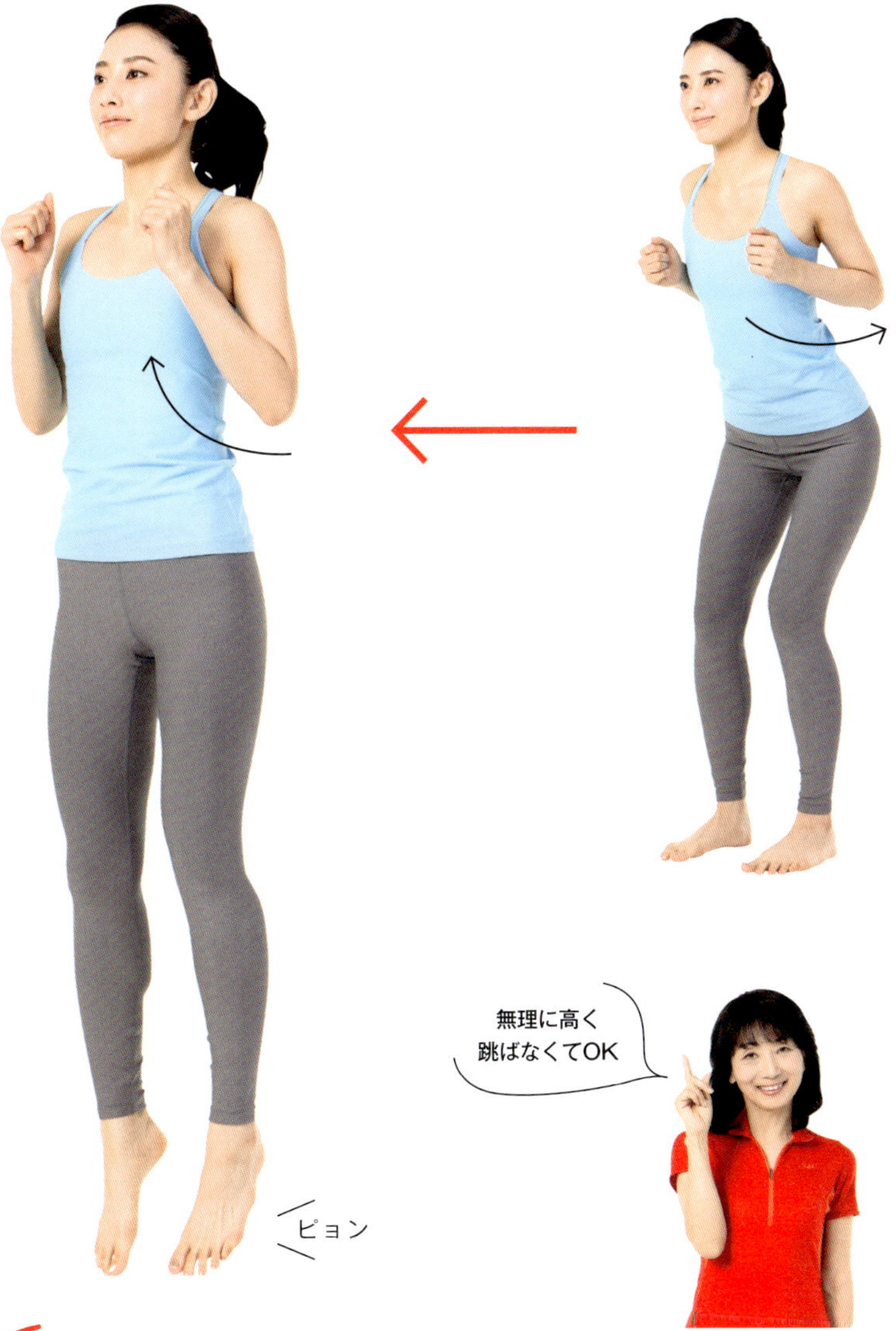

6 ジャンプ

やり方

腕を前後に振り反動をつけたら、その勢いでジャンプします。無理のない範囲で跳べばOKです。これで頭へとエネルギーが上昇し、全身に〝元気〟がみなぎります。

7 かかとを上げて足踏み

やり方

ジャンプをしたら、両足のかかとを上げ下げして、その場で20回足踏みをしましょう。両ひじを曲げて、肩甲骨から前後に大きく振ります。

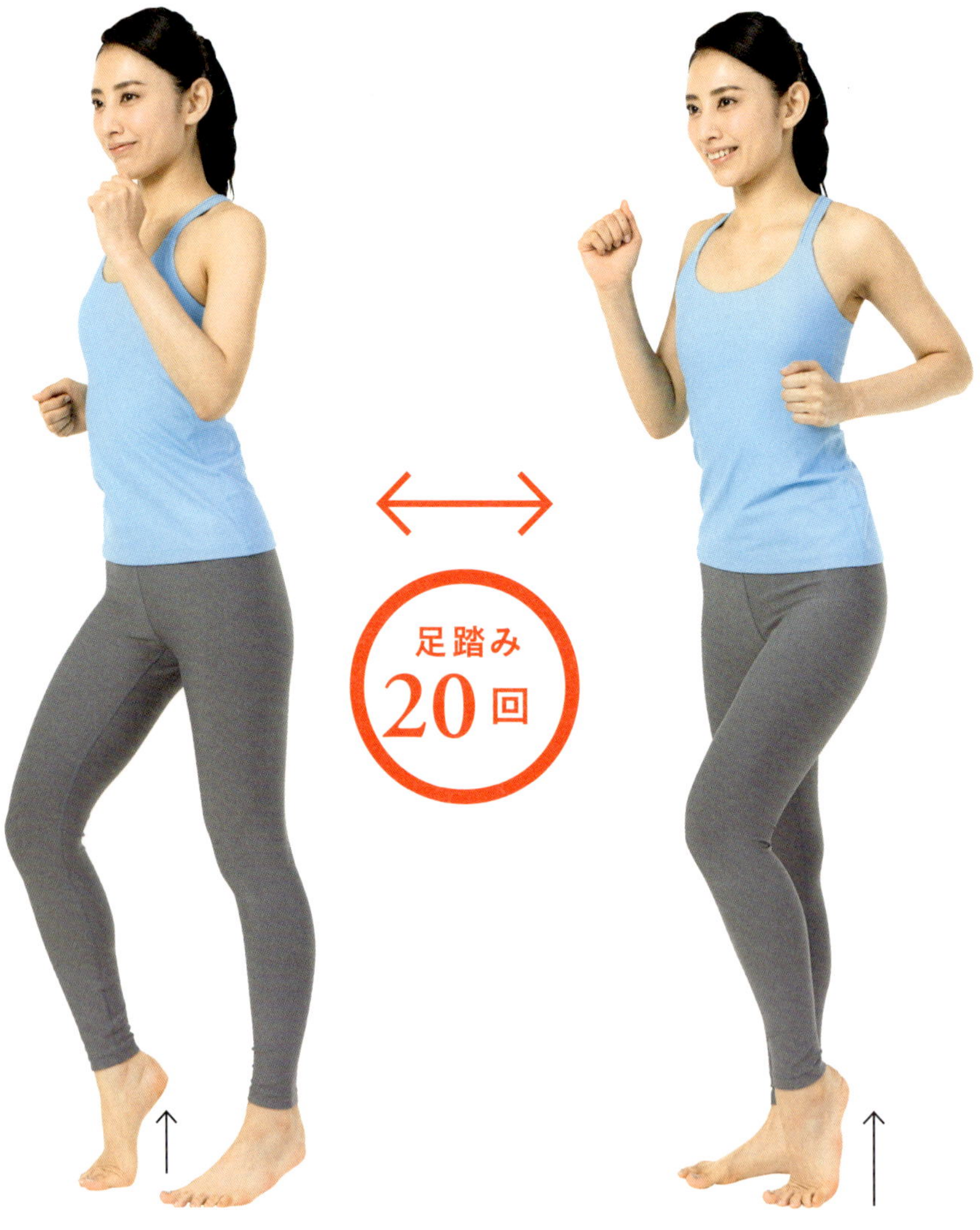

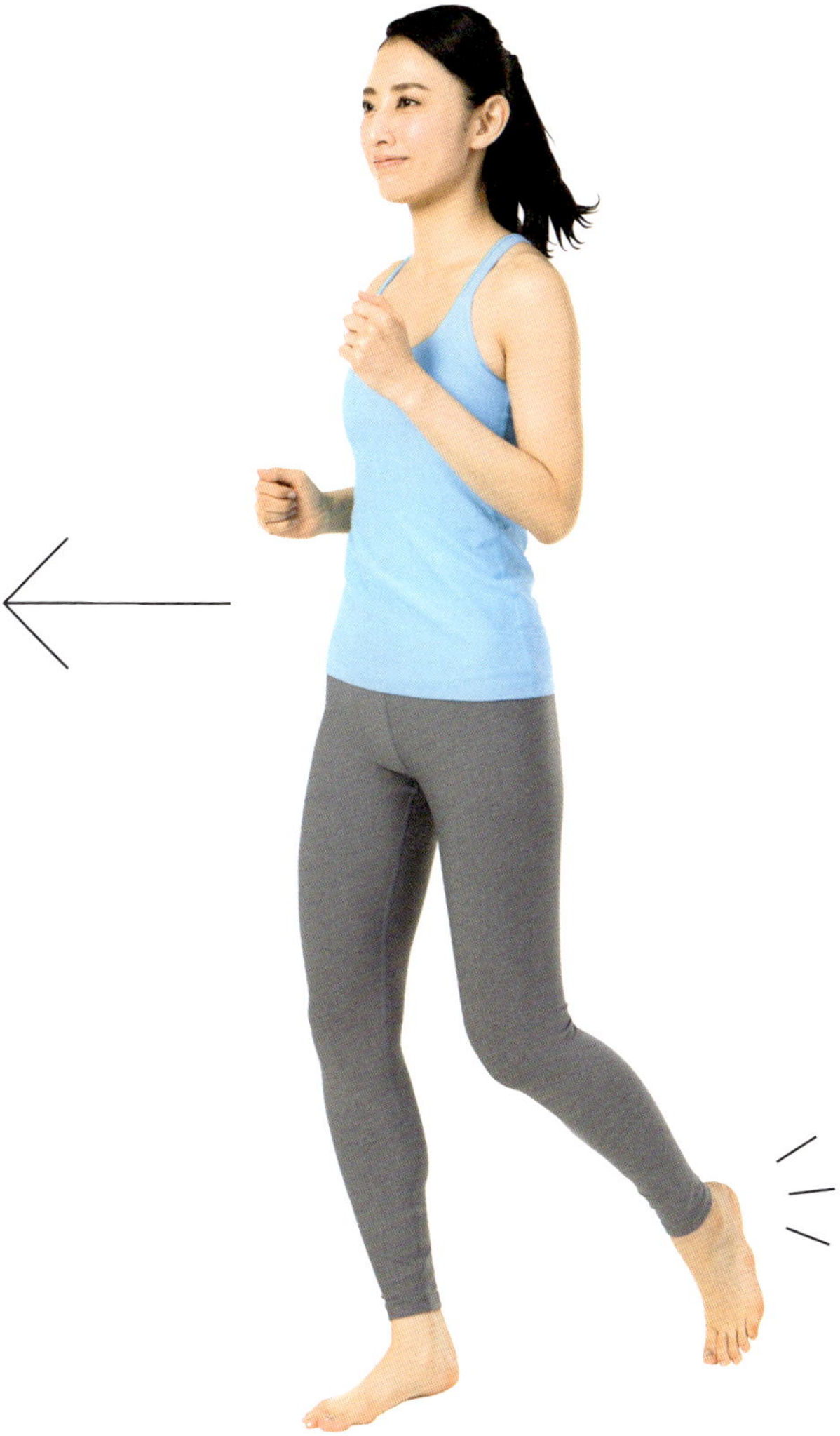

+α そのまま5歩走り出す

やり方

足踏みをして勢いをつけたら、そのまま５歩ほど走ってみましょう。こうすることで、歩いたり、走ったりするのに必要な骨の力がつき、足腰の衰えを防げます。

たたいて手を刺激すると脳が活性化する！

手指の動きは脳と深く関わっている。たたくと脳が活性化し、認知症予防に

赤ちゃんが最初に動かすのは手指ですが、高齢になってまず動きが悪くなってくるのも手指です。これを防ぐためにも、こまめに手をたたくようにするのがおすすめです。

両手を山型にしてポコポコとたたくだけで、高齢になると増える手指の関節の痛みを防ぐことができますし、末端を刺激することで血液が心臓に戻りやすくなり、全身の血流がよくなって冷えの予防にもなります。

また、手指は脳に与える影響が体のほかの部位に比べて格段に大きく、手をたたくと脳が活性化し、認知症予防にもつながります。いつでもどこでも簡単にできるので、気づいたときに手をたたきましょう。

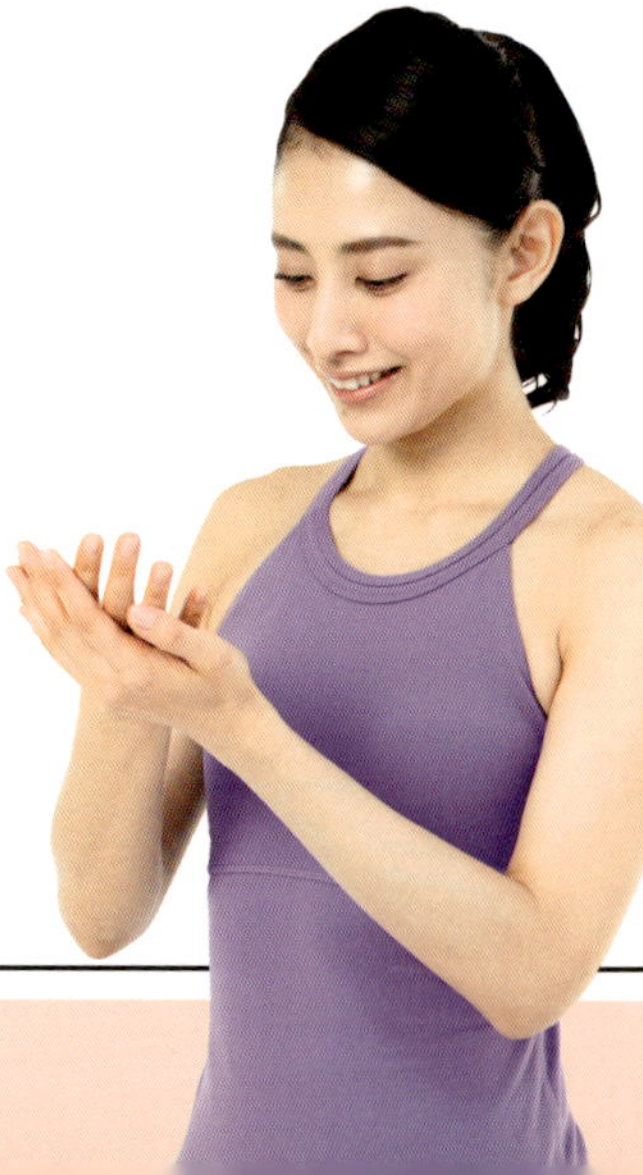

第3章

お悩み別ポコポコ骨たたき体操

肩が痛い、転びやすい、足がむくむ、目が疲れるなど、お悩み別のポコポコ骨たたき体操をご紹介。自分の悩みに合わせて実践すれば、トラブルが解消し、さらに元気になります。

お悩み1

肩が痛い、肩が上がらない

【肩と肩甲骨たたき】

1 手で反対側の腕の付け根をたたく

右手を山型にして、左腕の付け根（肩と腕の境目あたり）をポコポコと10回たたきます。

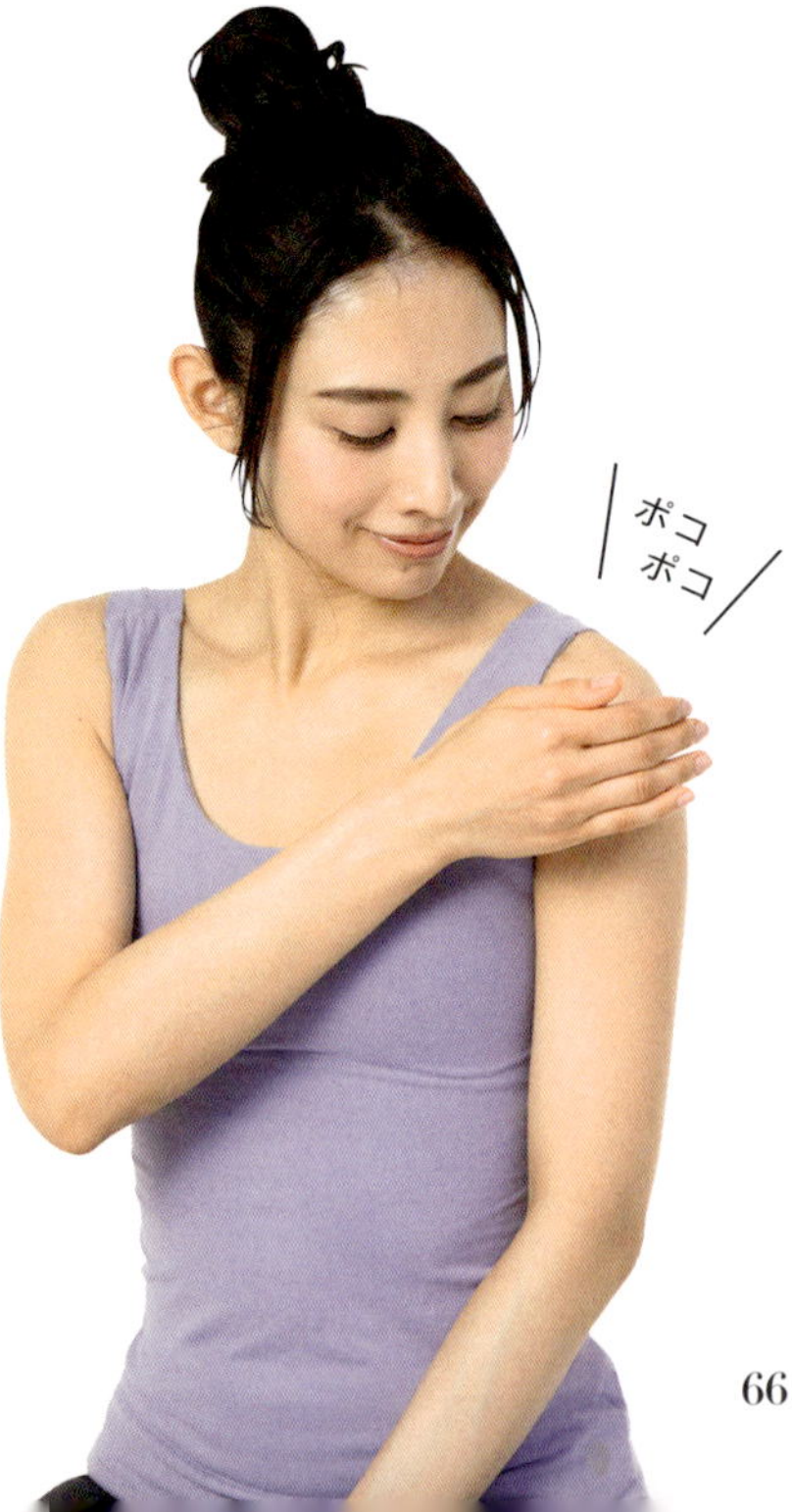

2 ひじを持ち上げて肩をたたく

次に、右ひじを左手で持ち上げて支えながら、右手を山型にして左肩をポコポコと10回たたきます。

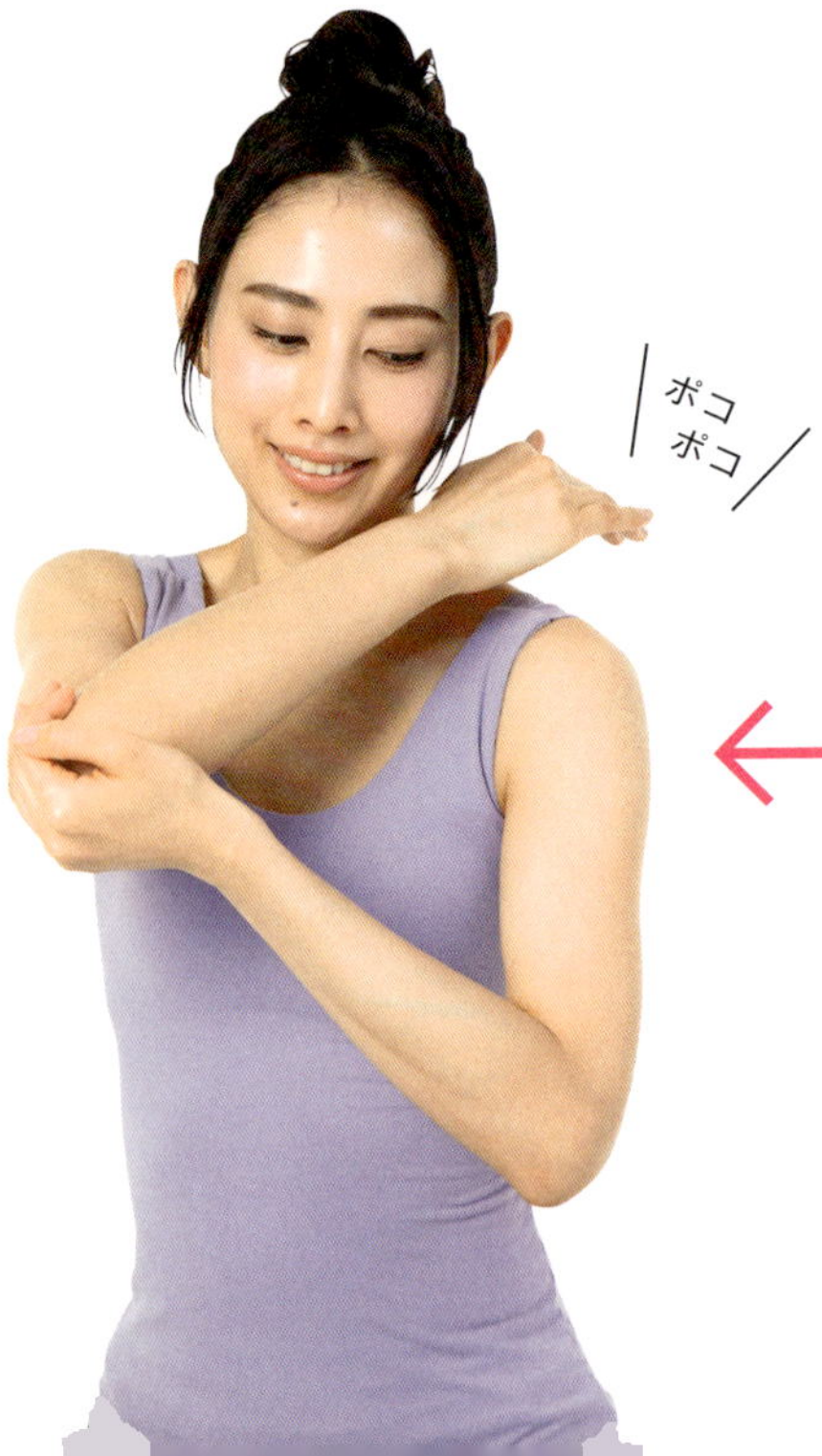

固まった肩甲骨をたたいてゆるめれば、動きがスムーズに

肩甲骨は、鎖骨を介してわずかに胴体とつながっていますが、背骨や肋骨とはつながっておらず、背中から浮いたような状態になっています。このため肩甲骨は本来、自在に動き、腕も大きく動くのです。でも背中を張ったり、逆に背中を丸めた姿勢が続くと、肩の筋肉が硬くなって肩甲骨の動きが悪くなり、肩に痛みが出たり、腕が上がりにくくなってしまうのです。改善するには肩と肩甲骨たたきが効果的。肩甲骨がゆるみ、動きがよくなって不調が改善します。

3 腕の付け根をもう一度たたく

そのままの体勢で、1でたたいた腕の付け根を、もう一度ポコポコと10回たたきます。

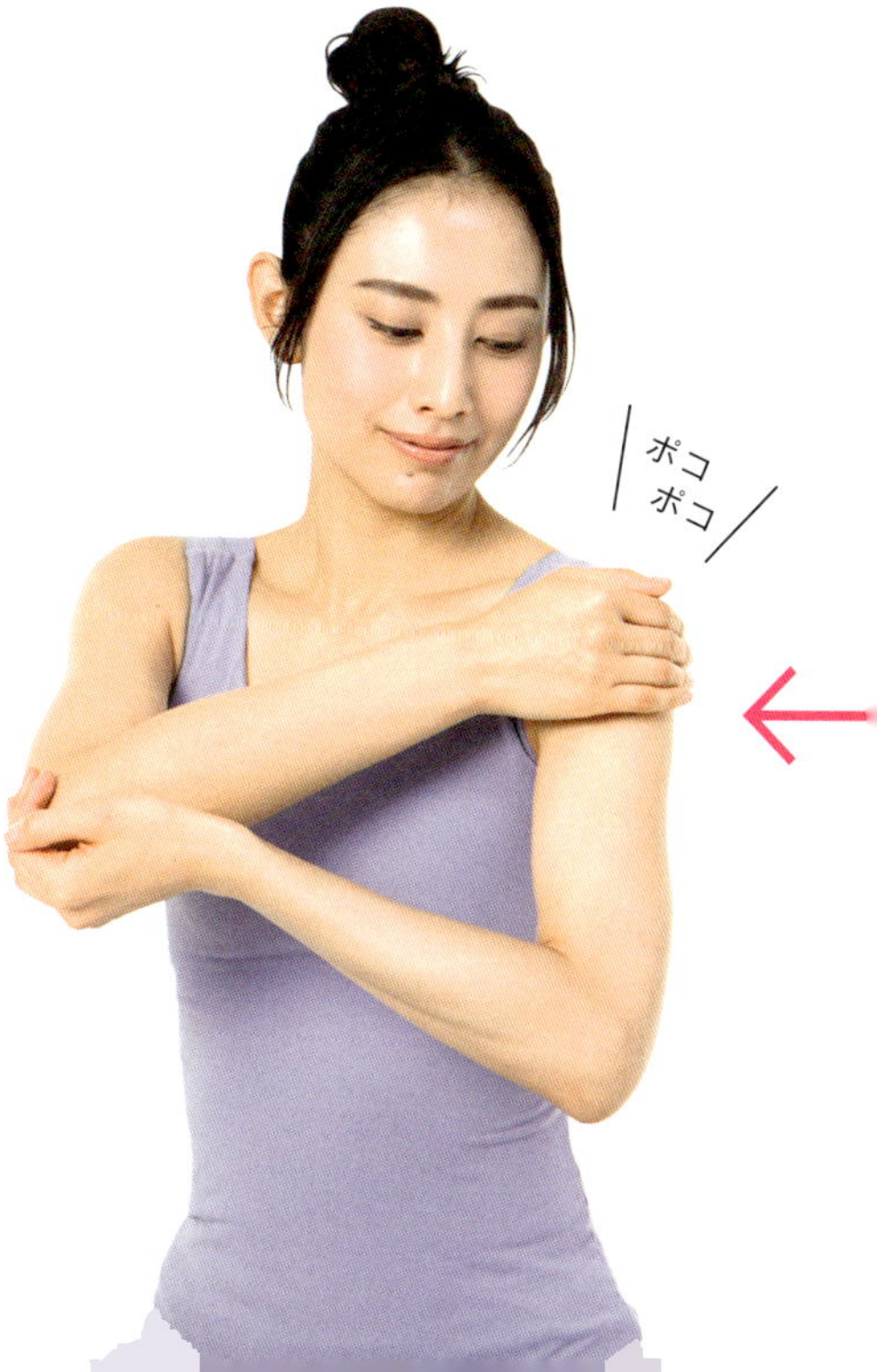

4 左の肩甲骨の下をポコポコとたたく

最後に、左手は右肩に、右手は左わきに回し、左の肩甲骨の下部をポコポコと10回たたきます。この1～4を反対側も行いましょう。

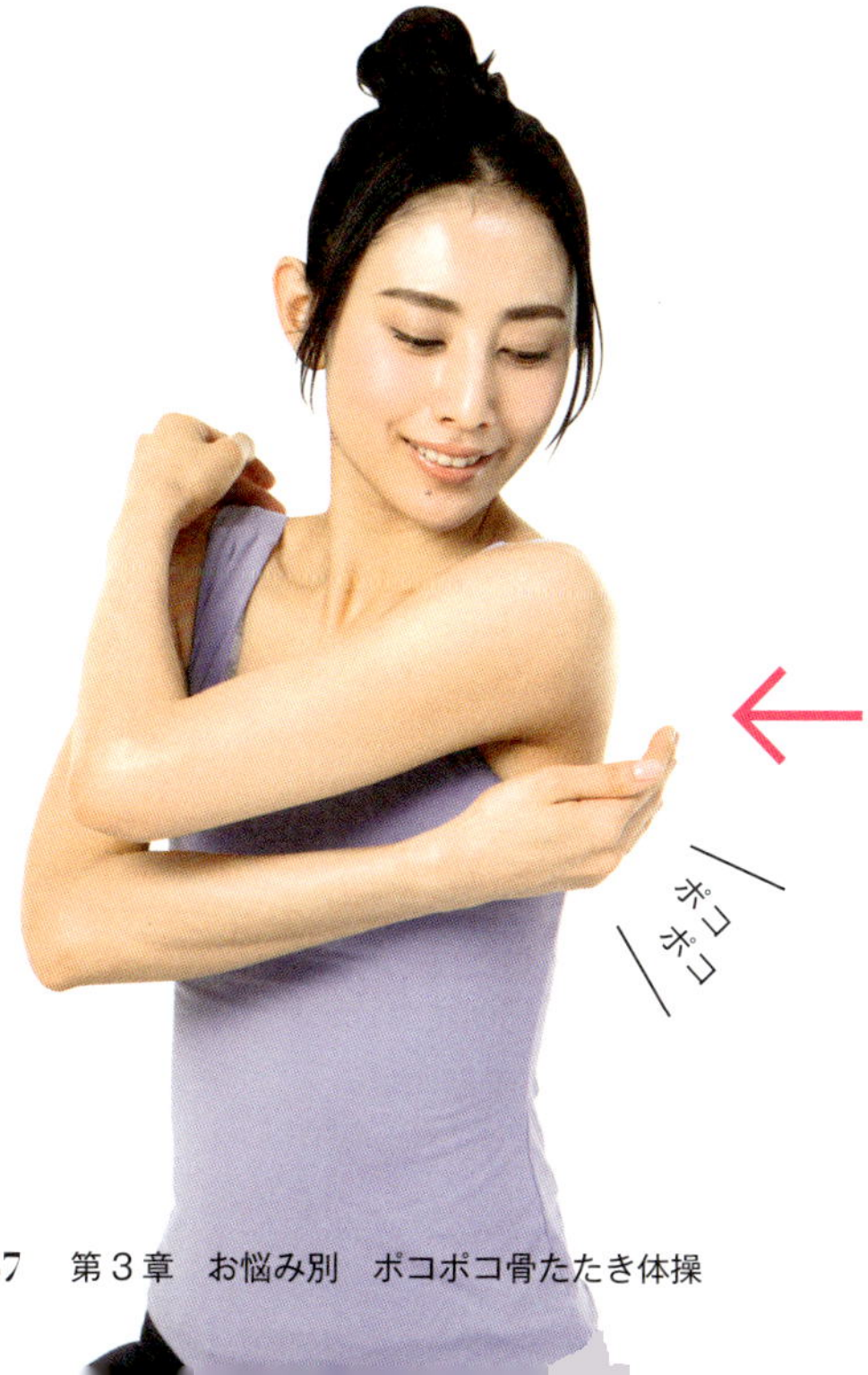

お悩み2

転びやすい、足がむくむ

【内くるぶしと足裏たたき】

1 内くるぶしをたたく

イスに座り、右足を左の太ももにのせます。右手を右ひざに当てて体を支え、左手を山型にして右の内くるぶしをポコポコと10回たたきます。

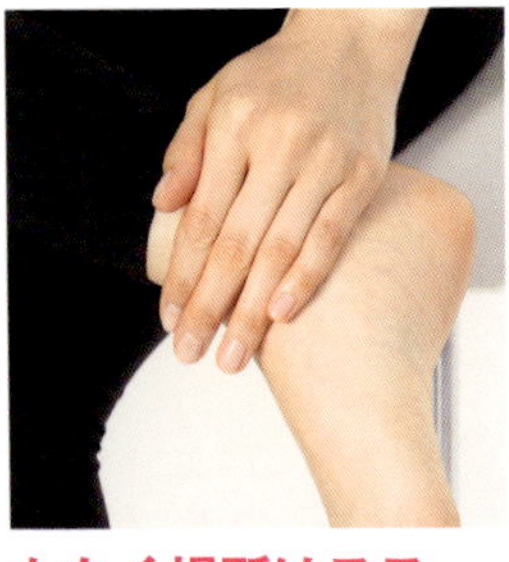

たたく場所はここ

たたくのは内くるぶし。距骨が効果的にゆるみます。

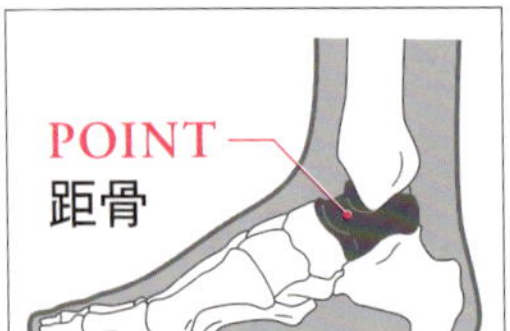

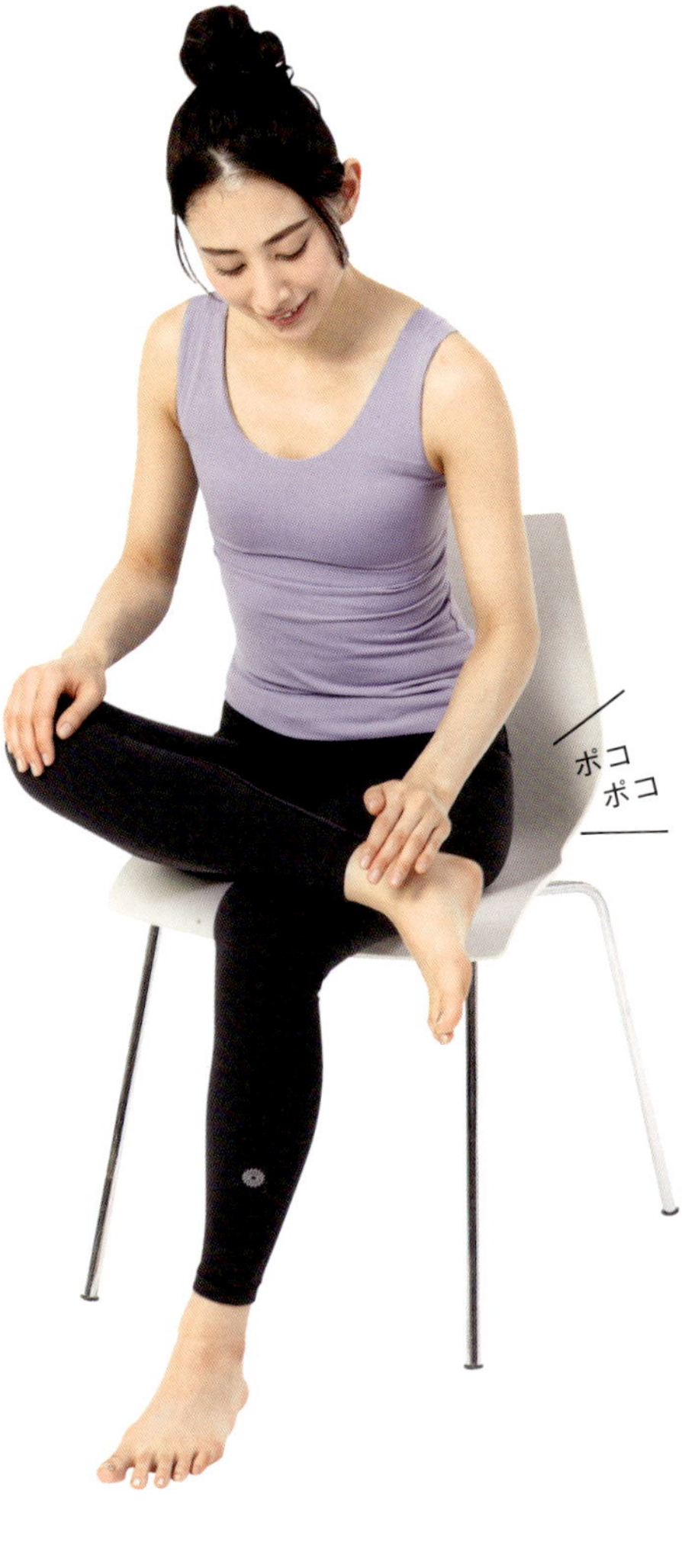

足の骨の元締めである〝距骨〟をゆるめましょう

足首の中心には〝距骨《きょこつ》〟という足のすべての骨の元締めのような骨があります。これは、立つ、歩くといった動作の基盤になる重要な骨です。距骨の動きが悪くなると足首が硬くなり、歩きづらくなったり、転びやすくなります。予防するには、内くるぶしをたたいて。距骨が効果的にゆるみ、足首の動きがスムーズになります。それに加え、足裏もたたくと足のアーチも整うので、歩行がラクになって転倒も防げるほか、血流がよくなり足のむくみも改善します。

2 足裏をくぼませて全体をたたく

次に、右手で右の足先を持ち、足を内側に曲げて足裏をくぼませ、左手を山型にして、足裏をポコポコと10回たたきます。この1～2を反対側も行いましょう。

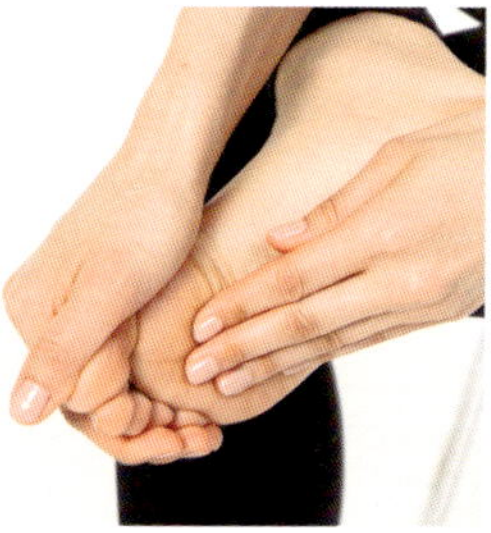

たたく場所はここ

足裏をくぼませてポコポコと鳴るようにたたいて。

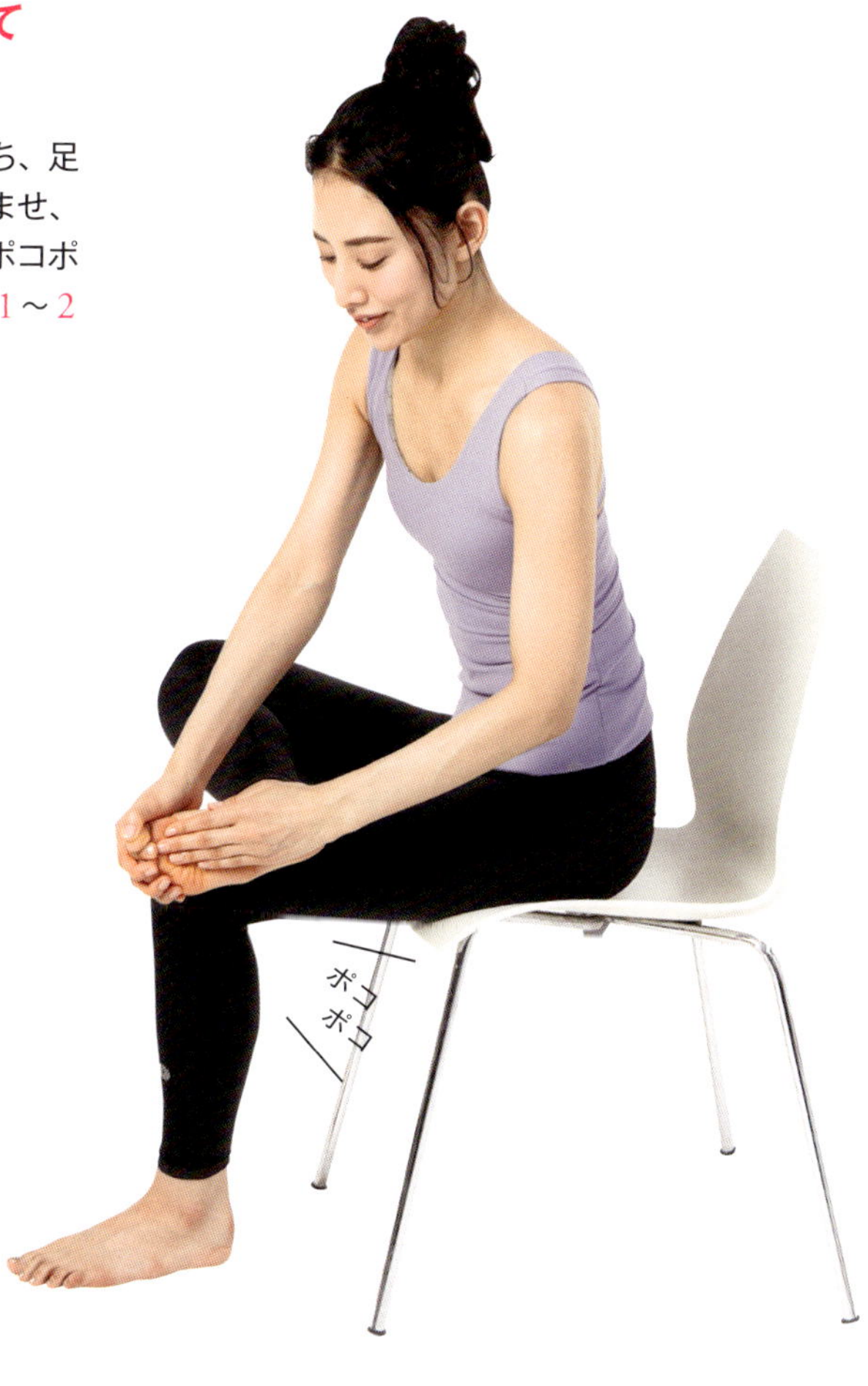

お悩み3

呼吸が浅い

【ひじで肋骨たたき】

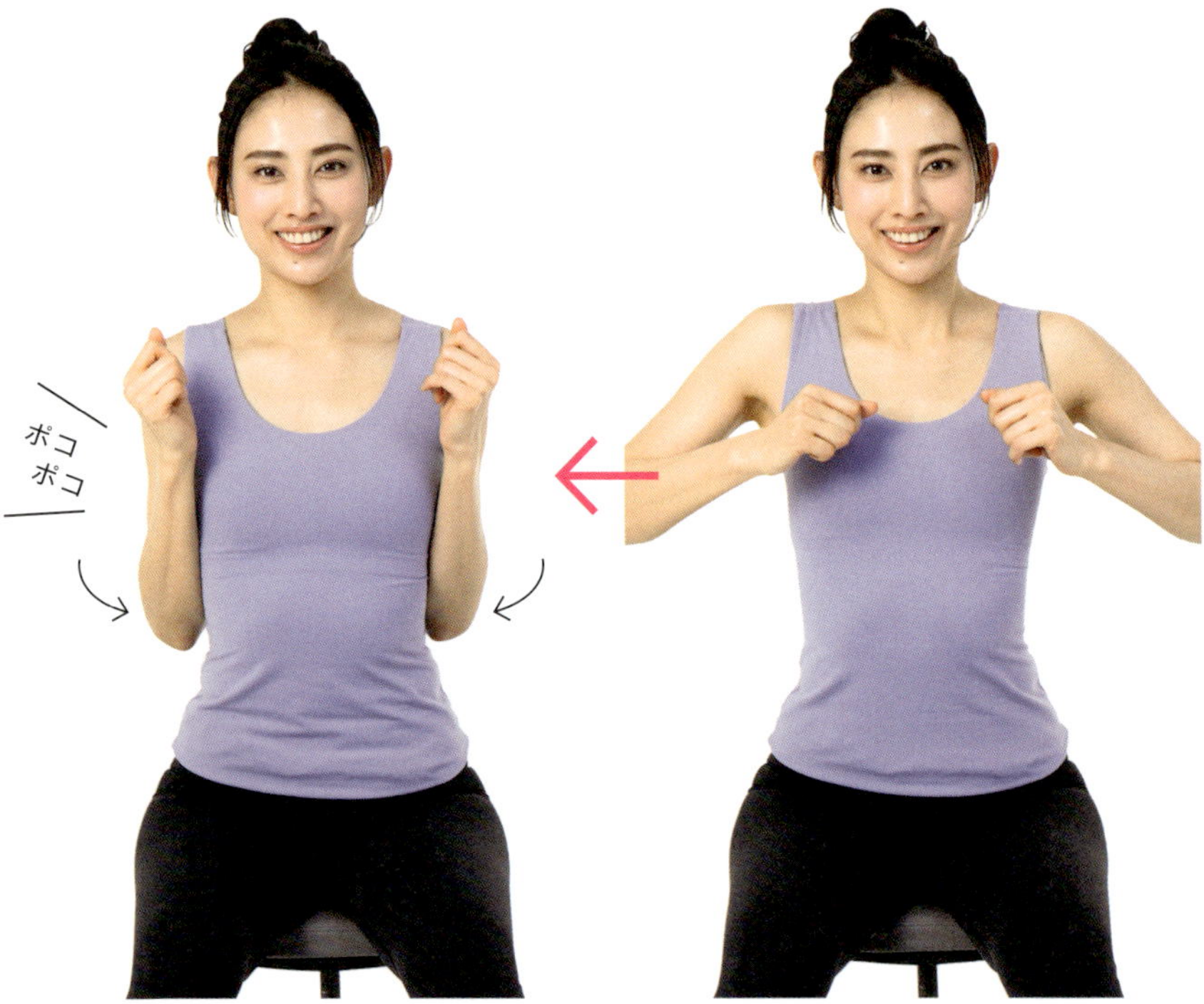

ひじで肋骨をポコポコとたたく

イスに座り、両ひじを曲げて軽く肩を上げ、ひじの先端を肋骨にポコポコと軽くぶつけるようにして、10～20回たたきます。

肋骨をたたくと反動で膨らんで、自然に呼吸が深く

猫背姿勢になっていたり、ストレスがあったりすると、呼吸が浅くなります。すると心身ともに緊張しやすくなり、疲れも取れにくくなります。そこでおすすめなのが肋骨たたき。ひじで肋骨をたたくと反動で肋骨が膨らみ、肺に酸素がたくさん入るようになるため自然に呼吸が深くなり、心身の緊張が取れ、リラックスできます。

基本の骨たたき体操にも肋骨たたきは含まれていますが、呼吸が浅いと感じる人は、これもプラスしましょう。

CHECK

痛みがある人や骨が弱いと感じる人は 手で肋骨をカバー

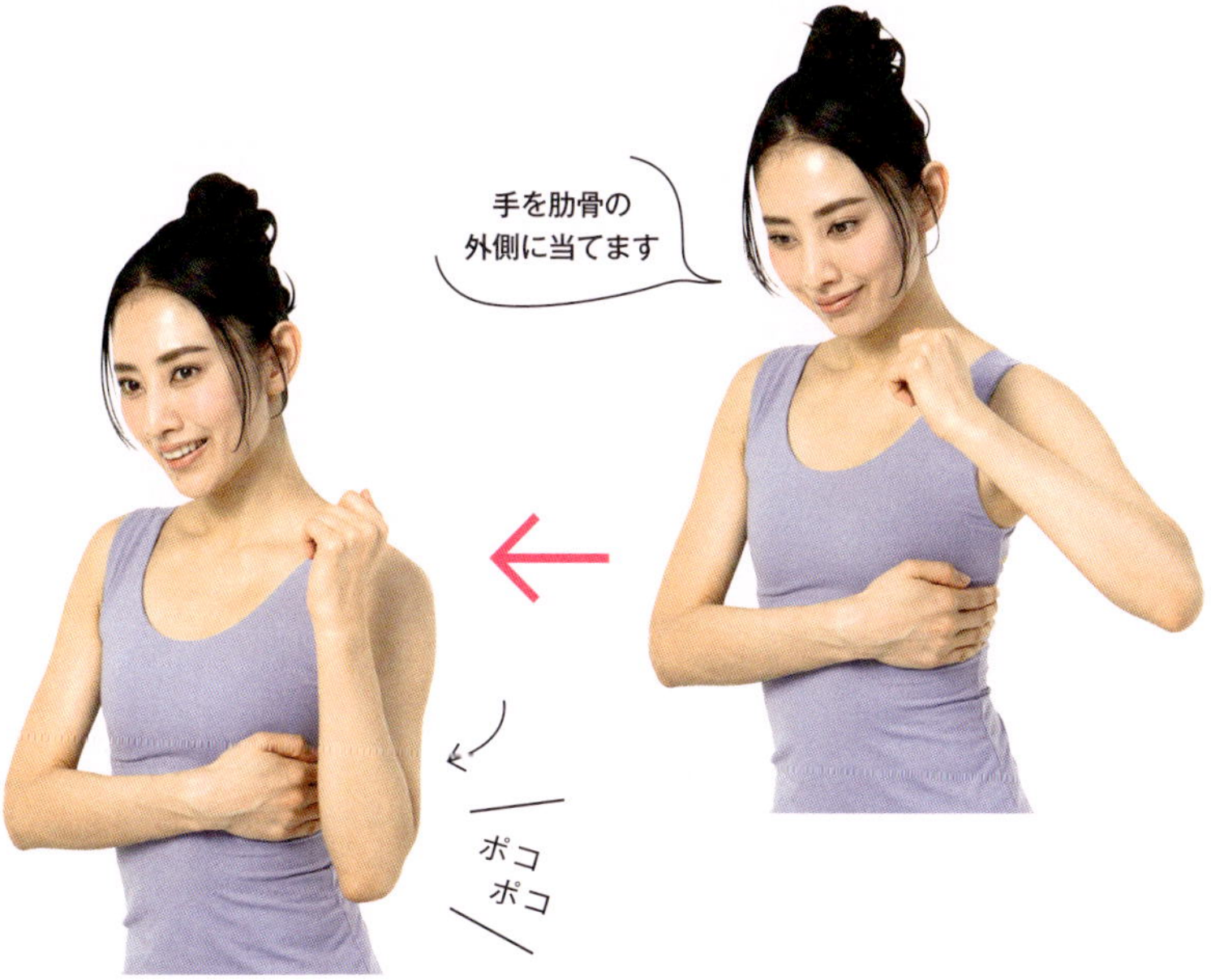

肋骨をたたくと痛みがある人や、骨が弱いと感じる人は、片手を反対側の肋骨の外側に当ててカバーし、その上からもう一方のひじでたたくようにしましょう。こうすれば刺激がソフトに。慣れたらひじで直接たたきましょう。

お悩み4

目が疲れる、頭がぼーっとする

【こめかみと側頭部たたき】

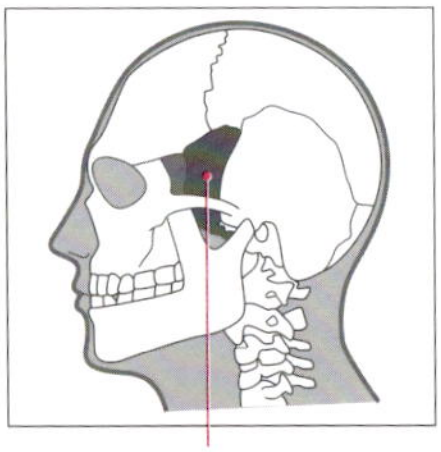

POINT
蝶形骨

1 指先でこめかみをたたく

両手を軽く丸めて、指先でこめかみをポンポンと軽く10回たたきます。

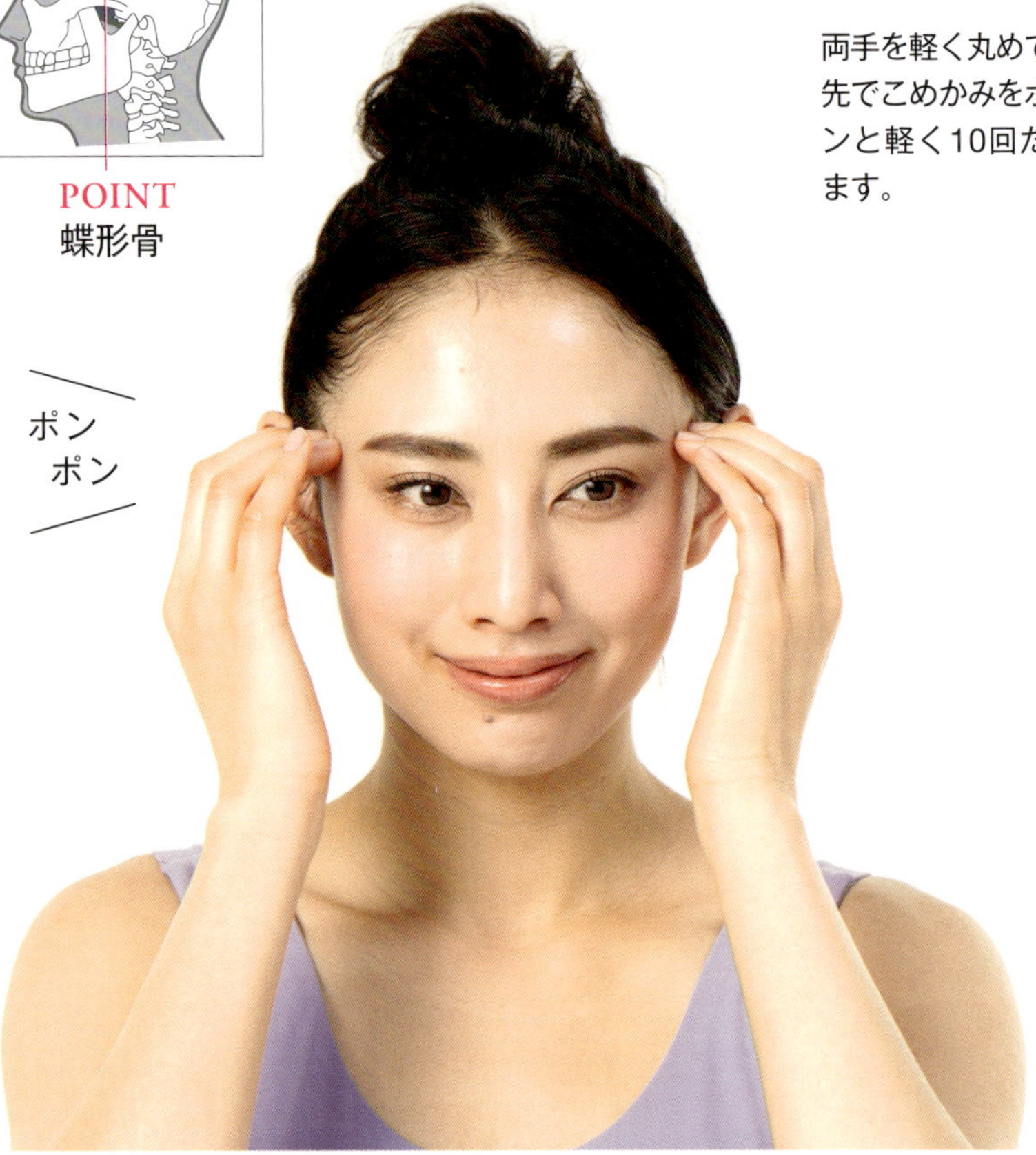

蝶形骨をゆるめて眼精疲労を解消

現代人はパソコンやスマートフォンを見る機会が多いため、目の疲れに悩まされている人が多いと思いますが、そんなときは、こめかみと側頭部たたきを。

　頭蓋骨の真ん中には蝶形骨《ちょうけいこつ》という骨があります。この骨は、23個の骨からなる頭蓋骨のうち、脳が入っている空洞を囲む脳頭蓋の骨とつながる、脳の神経系のまとめ役です。

　蝶形骨の端はこめかみや側頭部にあるので、ここをたたくと蝶形骨がゆるみ、すると、視神経の緊張もほぐれて目の疲れが解消。頭がぼーっとするのも改善し、集中力もアップ。

2 指先で側頭部をたたく

次に、指先でこめかみの少し上の側頭部をポンポンと軽く10回たたきます。

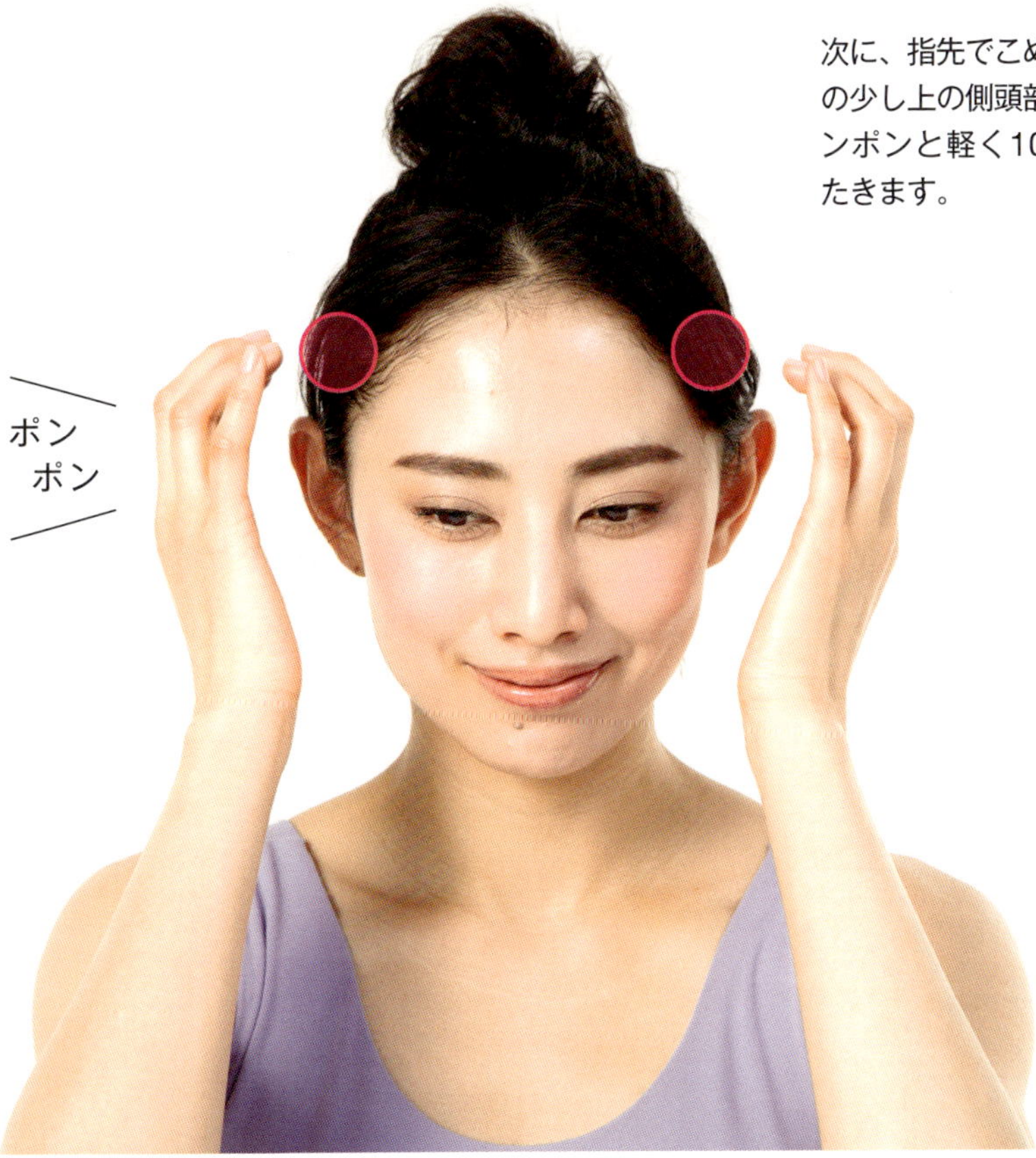

お悩み5

若々しい顔になりたい！

【あご・おでこ・後頭部たたき】

1 人差し指であごを軽くたたく

片手の人差し指であご先の骨（おとがい）をポンポンと軽く10回ほどたたきましょう。

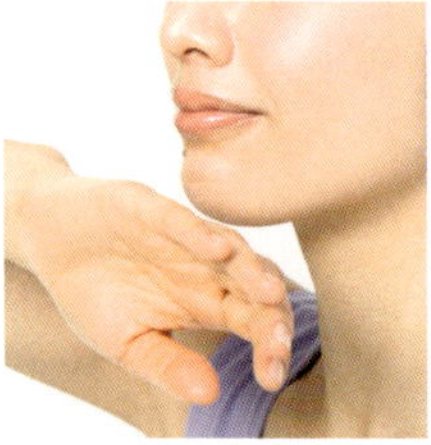

これでもOK

指でなく、手の甲であごをたたいてもOK。

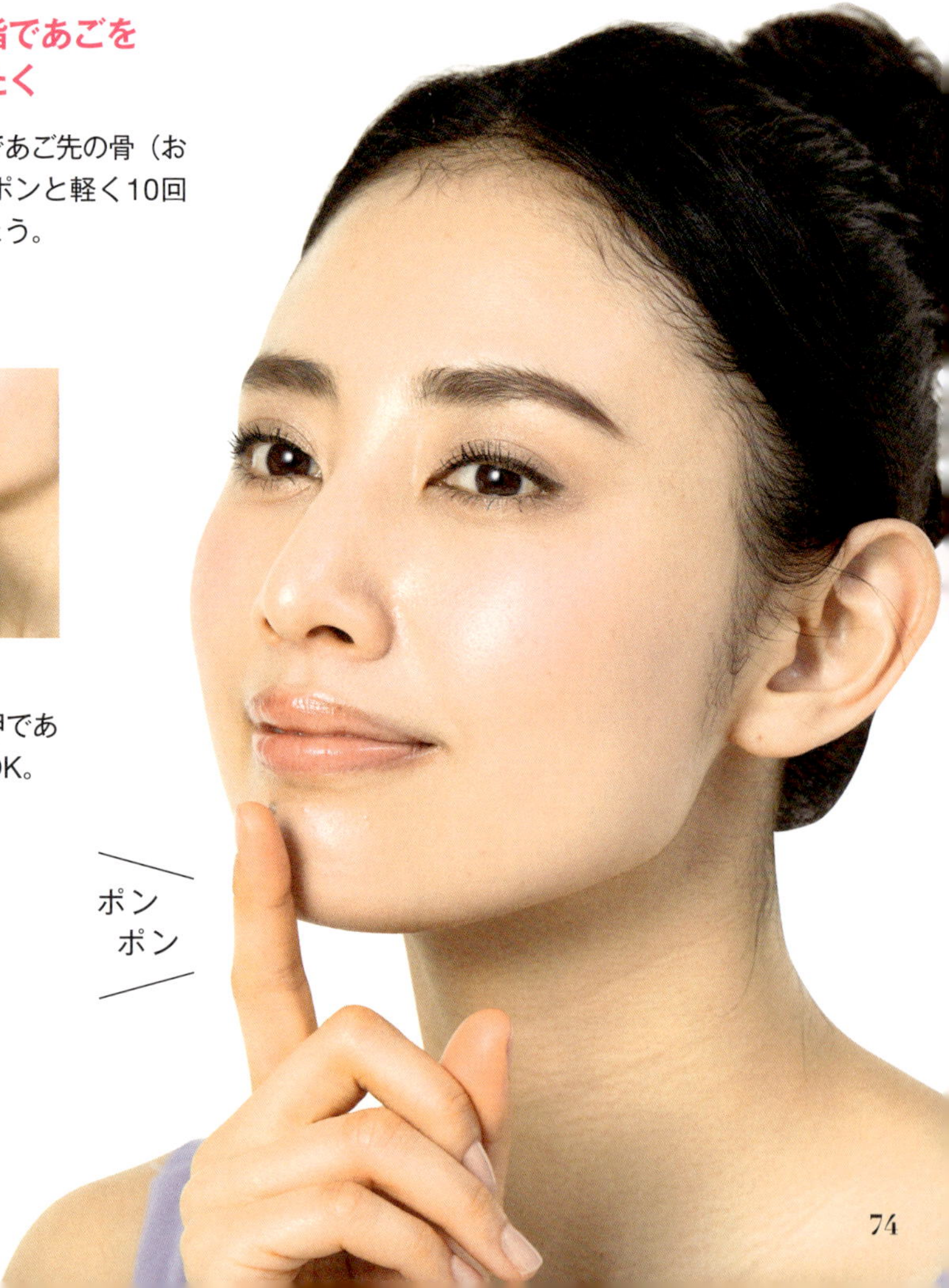

あごやおでこをたたくと輪郭が整い、美人になる！

〝若々しい顔になりたい〟〝美人になりたい〟というのは、女性の永遠の願いですが、それを叶えるのがあご・おでこ・後頭部たたきです。

あごやおでこをたたいて刺激すると、ここの骨が発達し、横から見たときの輪郭が美しくなります。最後に、後頭部の骨をたたくと、頭の形のバランスが整い、美しく若々しい印象になるのです。

あまり強くたたかず、指で軽くポンポンとたたきましょう。

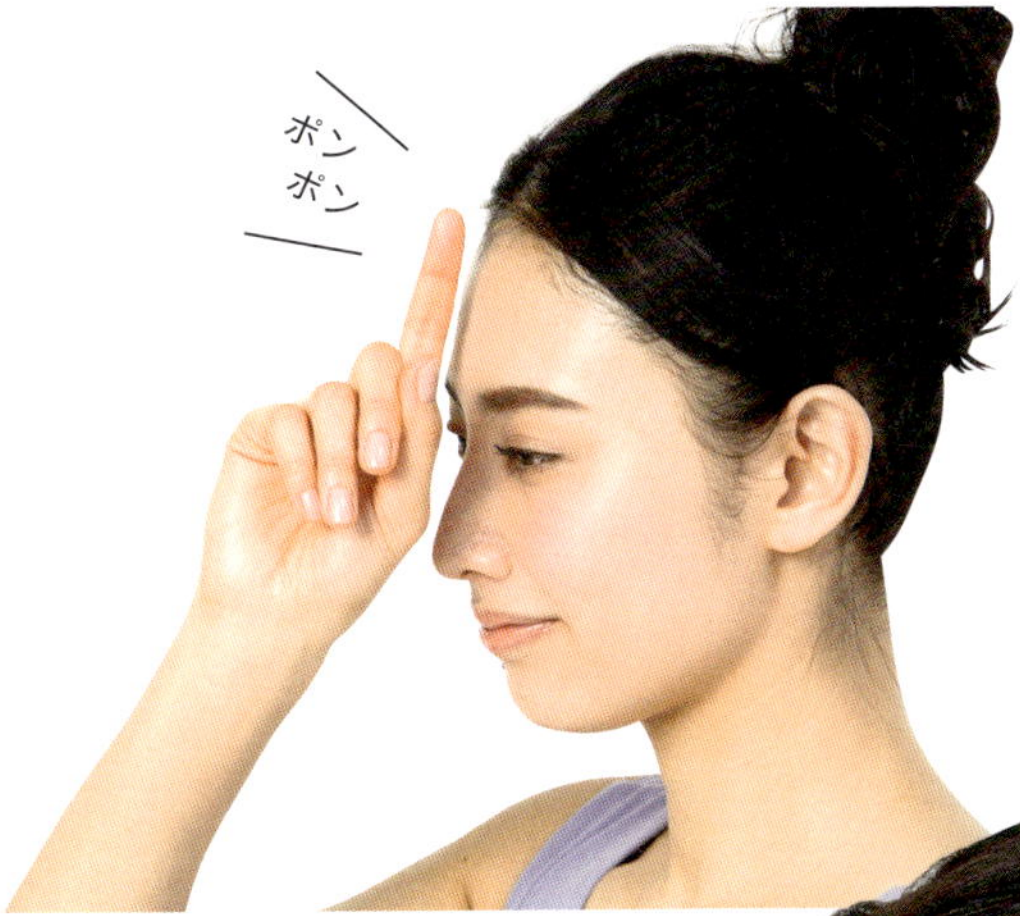

2 人差し指でおでこを軽くたたく

人差し指を立てておでこをポンポンと軽くたたきます。おでこ全体をまんべんなく、1ヵ所につき10回ほどたたきましょう。

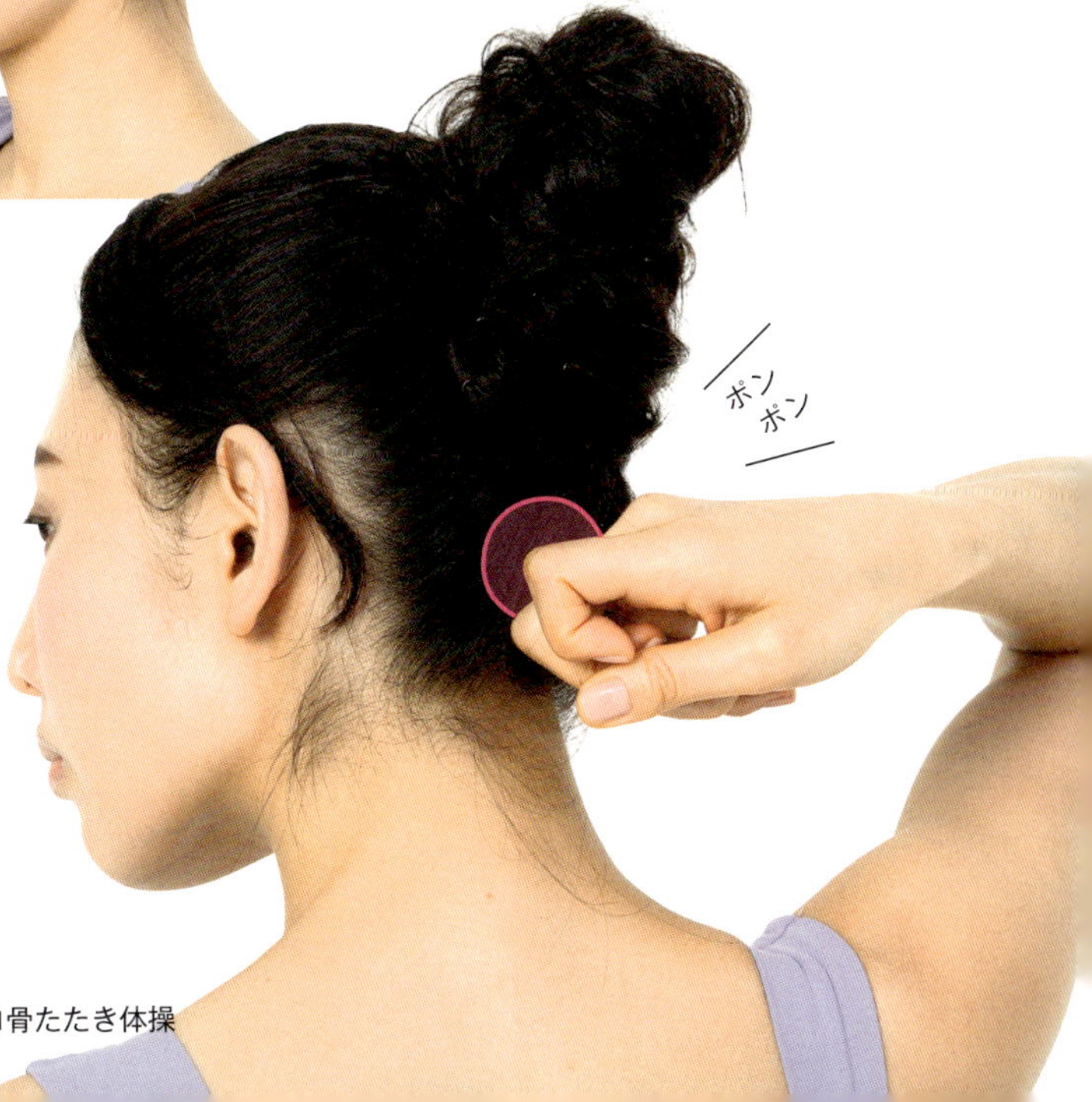

3 後頭部の下を中指の関節でたたく

手を握り、中指の第2関節で、後頭部下部の出っぱっている骨を、ポンポンと軽く10回ほどたたきましょう。

現代人の盲点、足の骨から体を元気にする湧氣球とは？

「湧氣塾」でみなさんに使っていただいているのが、厳選した山桜の木で作った「湧氣球」という球です。湧氣球に足指の骨の根元の指節関節を当てて乗り、かかとを浮かして歩いたり、足踏みをしたり、回転させたりといった使い方をします。指節関節に自分の体重という適切な負荷がかかることで、足から腰までの5つの関節（指節関節・足首の関節、ひざ関節、股関節、仙腸関節）が連動してゆるみ、効果的に骨格が整います。最初は湧氣球に乗るだけで痛く感じる人が多いですが、慣れると指節関節の横アーチが湧氣球になじんでくっつくようになり、足腰がしゃんとしてきます。骨たたきと組み合わせて使うと効果が倍増します。

球下駄《たまげた》

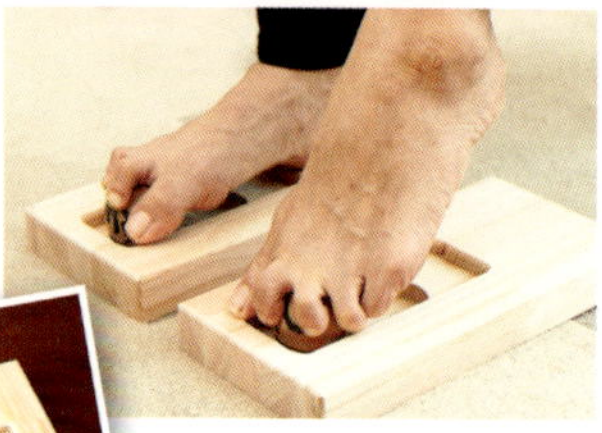

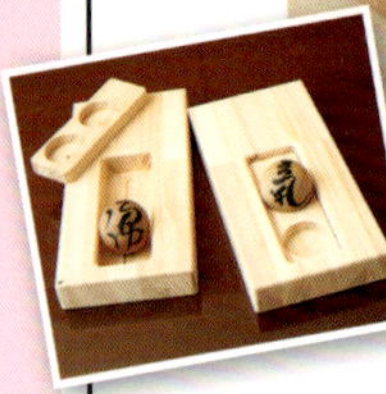

湧氣球に乗るのが難しい人向けに、台座付きの球下駄もあります。

湧氣球

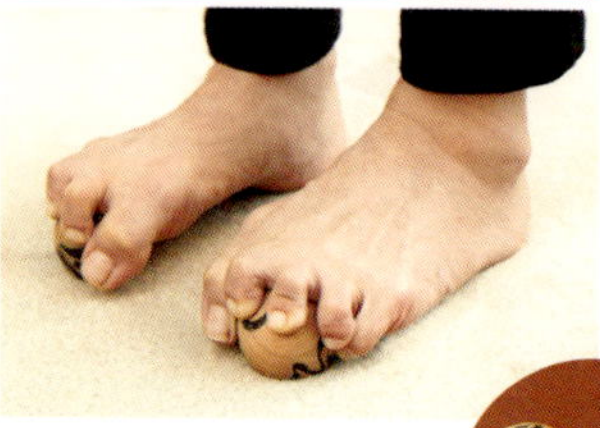

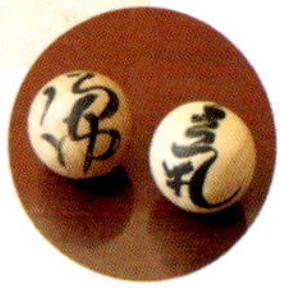

足の指節関節を当てて乗り、かかとを浮かしたり、足踏みをします。

ともに「湧氣塾」で購入可能です（詳しくは95ページをご覧ください）。湧氣球4000円（税別）、球下駄1万6800円（税別）

第4章

私たちの体験談

骨たたき体操でこんなに変わった！

ポコポコ骨たたき体操を続けたことで、歩けるようになったり、体の痛みが改善したりと、体が大きく変わった人がたくさんいらっしゃいます。そんな方々の体験談をご紹介します。

あるデイサービスで起きた奇跡

私は2017年から「金のまり」というデイサービス施設で、高齢の方に骨たたき体操の指導をしています。きっかけは、「金のまり」のオーナー夫妻が、私の師匠である勇﨑賀雄の著書『50歳からは「筋トレ」してはいけない』(講談社)を読み、骨の大切さを知り、湧氣塾に入塾されたことです。あるとき、「今まで『金のまり』でさまざまな運動を試みたものの一向に成果が上がらないのですが、高齢者でも骨から元気になりますか?」とたずねられ、「骨から体を動かす体操を行えば、100歳でも元気になりますよ」とお答えしました。

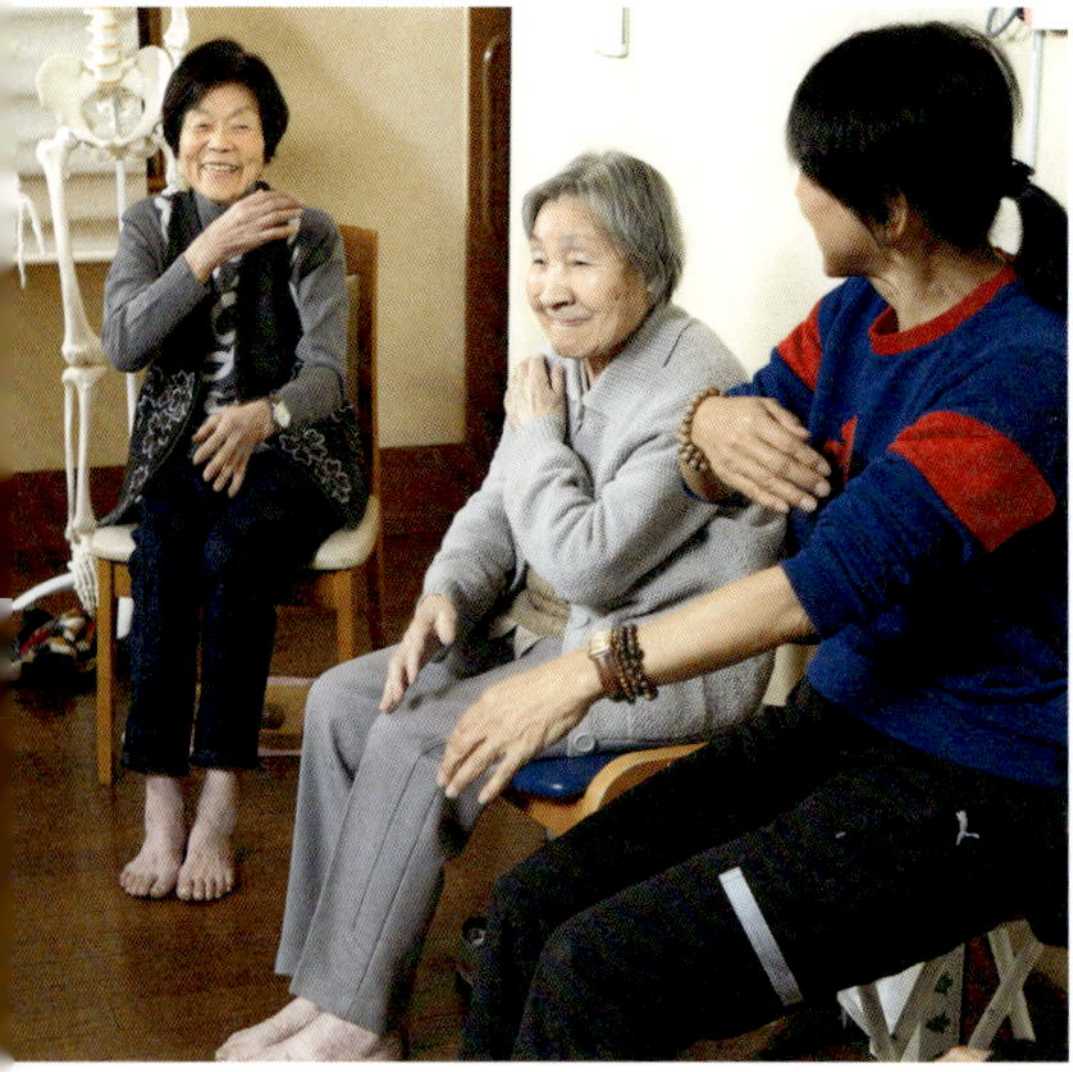

「金のまり」では、85歳以上の要介護の方がほとんどですが、骨たたき体操をみんなで輪になって元気に楽しく続けています。

するとぜひうちで骨たたき体操を教えてくださいと依頼され、「金のまり」で指導することになったのです。

「金のまり」に通われているのは、85歳以上の方が多く、自力で立つことができない方や、歩行が困難な方も多かったため、最初は体操をするのがつらそうでした。でも続けていただくうちに、足が上がらなかった人が上がるようになったり、歩ける距離が長くなったり、立ち上がれるようになっていったのです。さらに驚いたことに骨密度の数値も、みなさん、以前より上がっていることがわかりました。そして何より、みんなで一緒に体操をすることで、性格が明るくなり、気持ちが前向きになったことも大きな変化でした。このことから私は骨たたき体操の効果をあらためて実感したのです。

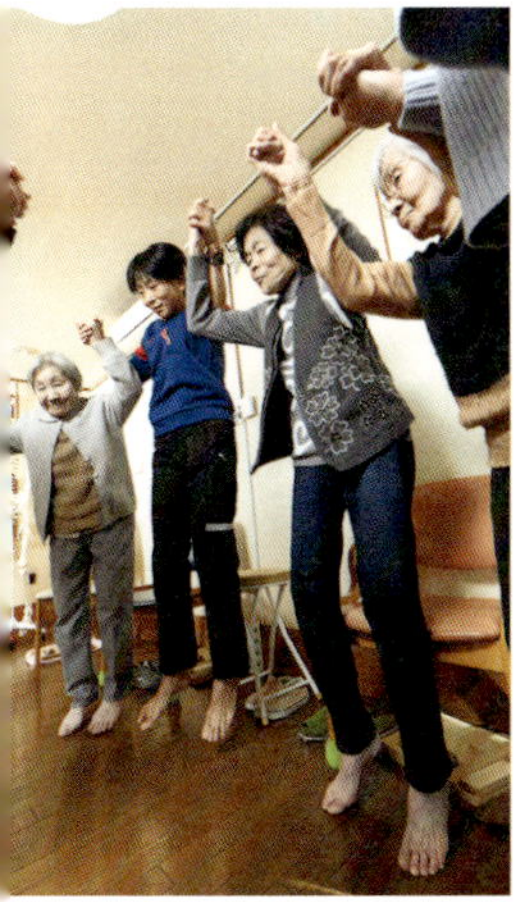

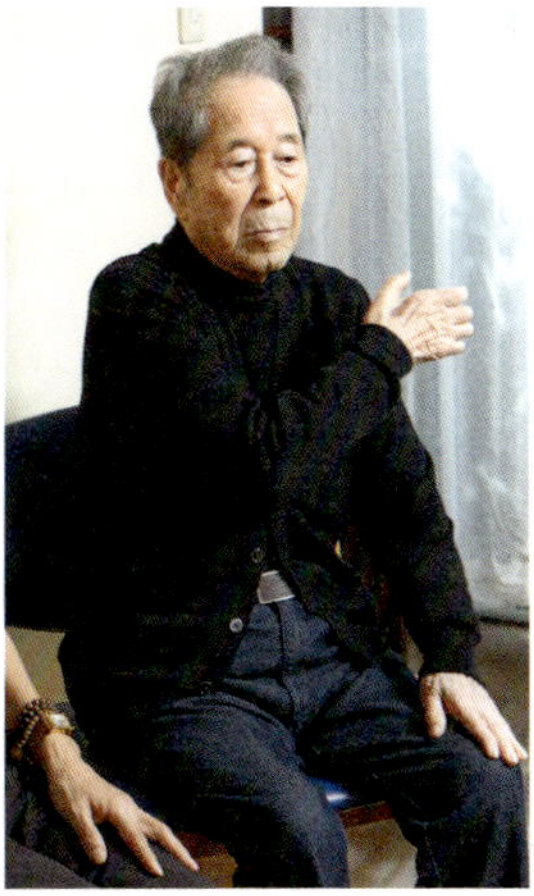

骨たたき体操の最後はみんなで手をつないでジャンプ。写真右は、101歳の鈴木富雄さん。骨たたきの効果でジャンプもできるように。

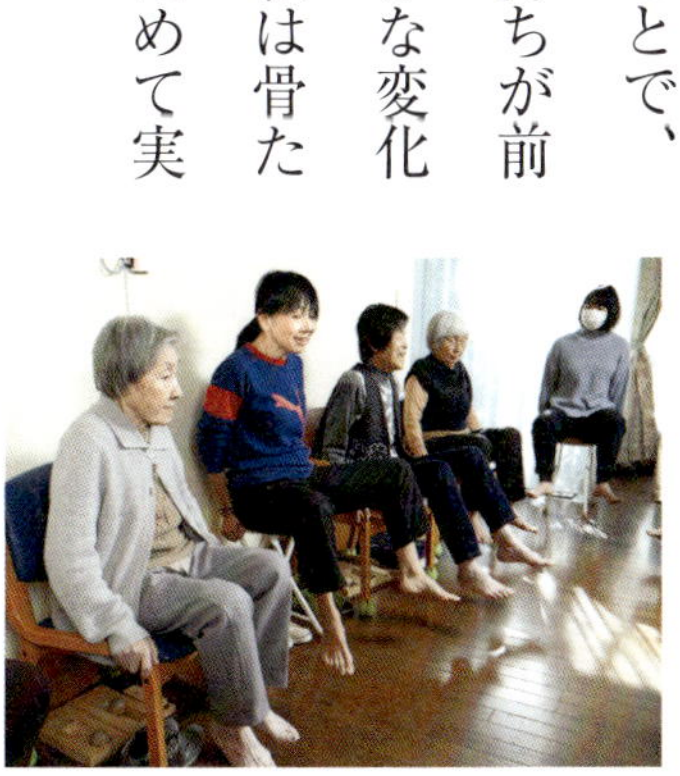

足で床をたたく動きもみなさんリズミカルにできます。体操嫌いだった人も、今では40分間の体操が続けられるほど体力が向上。

森先生が教えている教室
湧氣塾の生徒さんもこんなに変わった！

体験談１

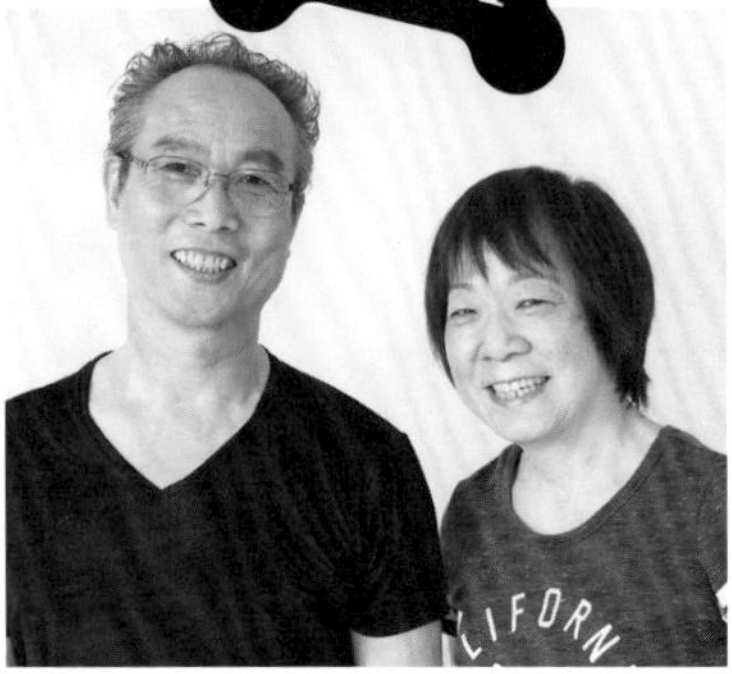

叶 金康さん（62歳）　叶 華子さん（62歳）

歩行困難や腰痛が治り、夫婦で元気に働けるように！

私たちは夫婦で中華料理店をしています。12年前に妻がヘルニアで腰痛がひどくなり手術をしたのですが、それ

こんなこともできるようになりました！

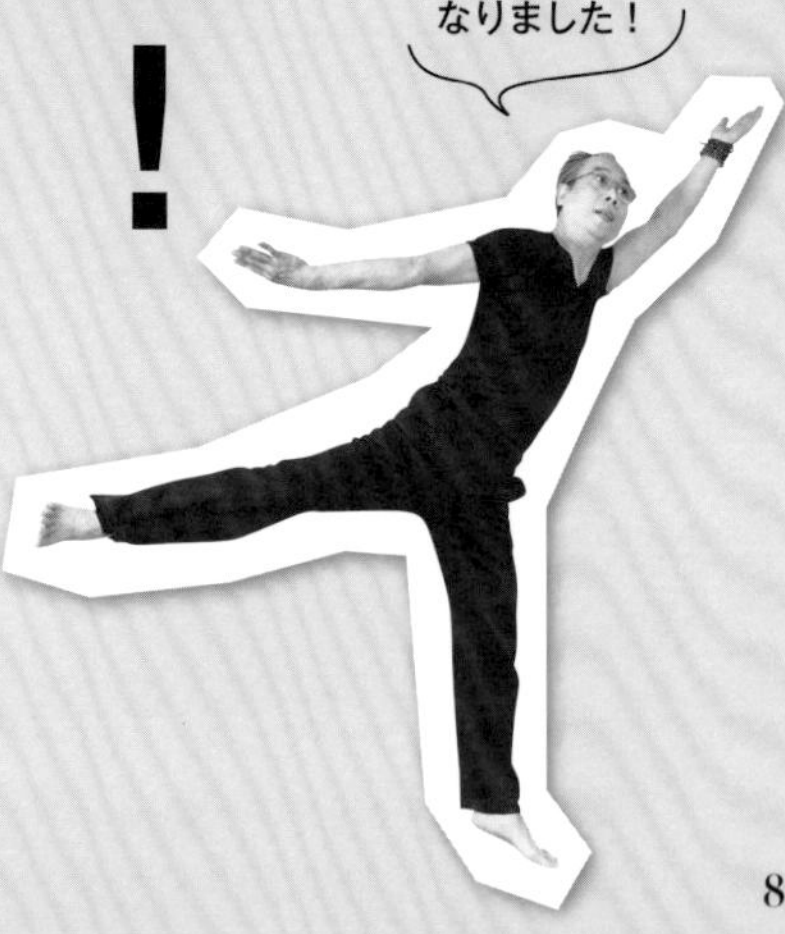

REPORT

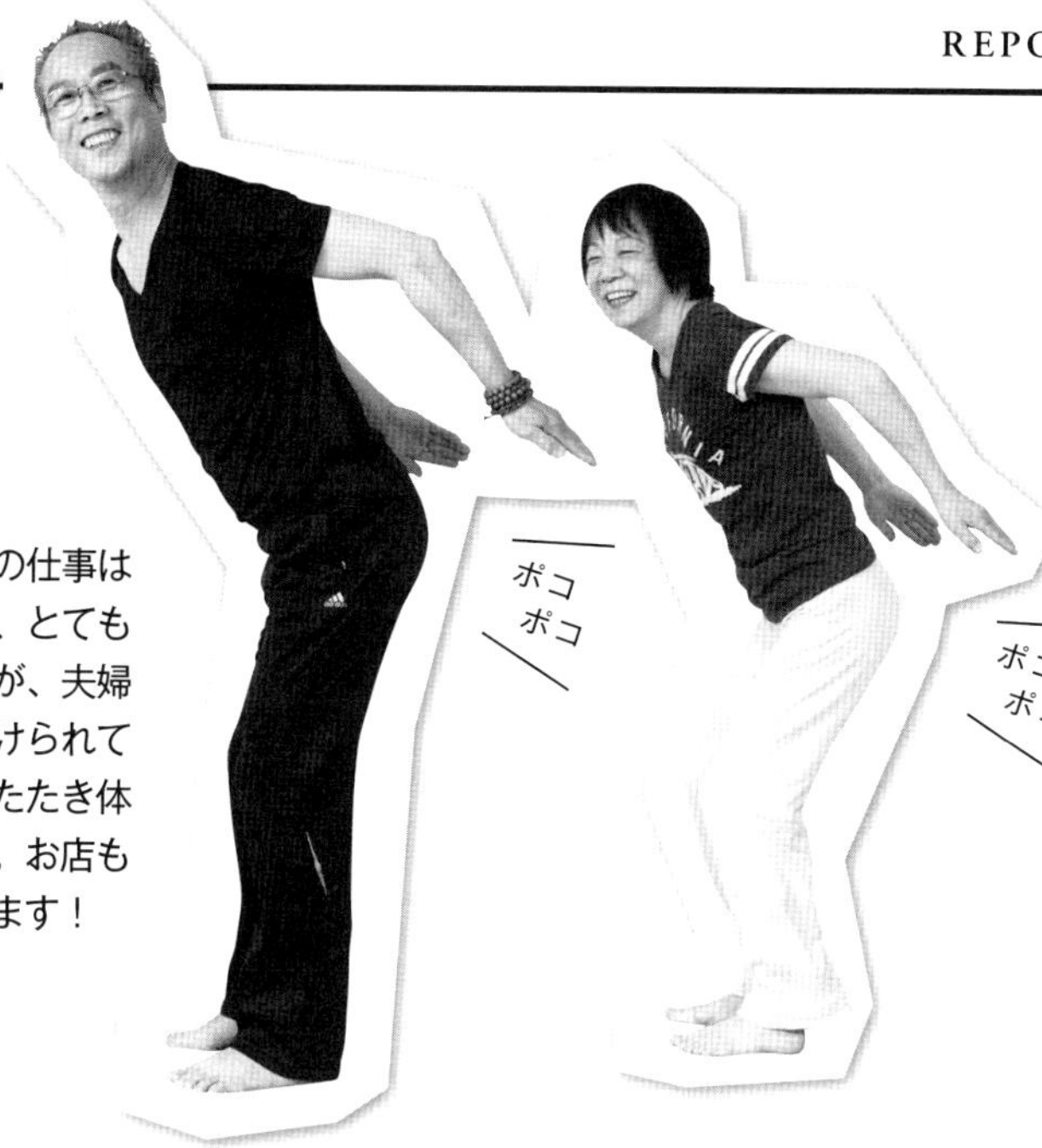

中華料理店の仕事は体力勝負で、とてもハードですが、夫婦で元気に続けられているのは骨たたき体操のおかげ。お店も繁盛しています！

でも治らず歩行も困難になってしまったとき、知人にすすめられたのが「湧氣塾」でした。私も子供の頃、小児麻痺になったことから足の長さに左右差があり、スムーズに歩けず、仕事中も体がつらかったので、一緒に通うことにしました。最初は体を動かすと痛みがありましたが、3年目頃から今までできなかった正座ができるようになりました。12年目の現在は普通に歩けるようになっただけでなく、走れるようにもなりました。妻の腰痛も解消し、二人とも常連のお客様に驚かれるほど元気になりました！

REPORT

体験談2

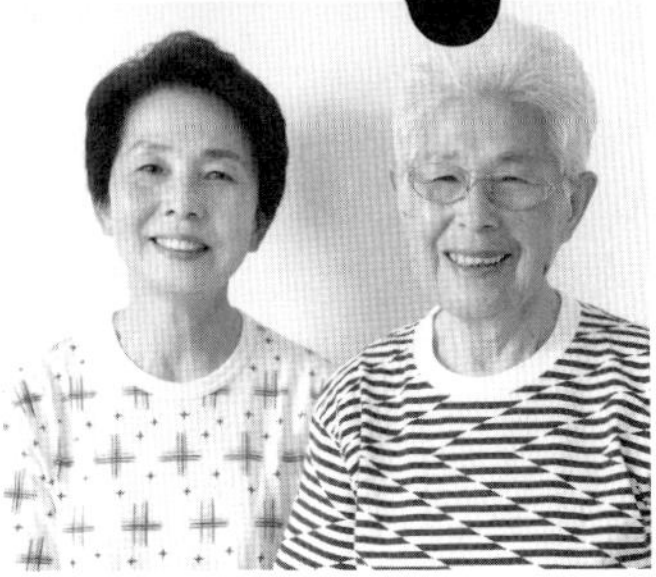

飯塚芳枝さん（62歳）　飯塚テイさん（85歳）

骨年齢が若返り、階段の上り下りも平気に

66歳のとき、病院で骨粗鬆症と診断され、骨年齢は90歳と言われました。当時、ひざが悪くて両ひざにサポーターをしていて、歩くのもやっと。足は象のように腫れていました。そんなとき娘の芳枝が友人から「湧氣塾」のことを聞き、一緒に通うことになりました。それ以来、骨たたきを続けて20年になりますが、現在は骨年齢が実年齢より若くなり、ひざの痛みも解消。家の3階までの階段の上り下りも平気になり、旅行にも行っています。性格も前より明るくなり、よく話すようになったとも言われます。

REPORT

体験談3

歩行困難な状態から、一日に2万5000歩歩けるように

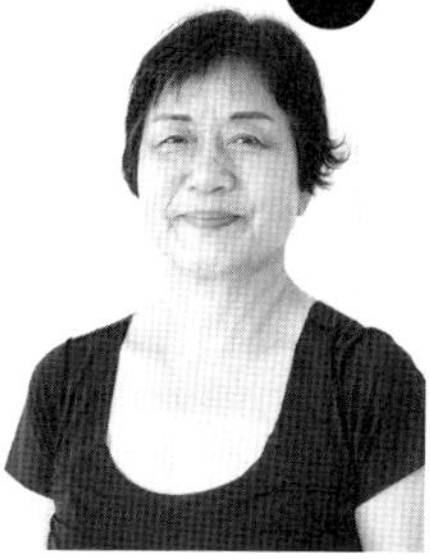

三船みち子さん
（69歳）

50歳でリンパマッサージのサロンをオープンしたのですが、当時両親の介護もあり多忙な日々を送っていました。その後、59歳で夫が他界し、体が限界にきたのか、転倒して首がムチウチ症になり、さらにひざをひねって痛め、歩くのが困難になり、うつっぽくもなってしまいました。そんなとき知人の紹介で訪れたのが「湧氣塾」です。すると通い始めて4回目に、それまで足がむくんでできなかった正座ができるようになりビックリ。次第にむくみも痛みもなくなっていき、今では一日2万5000歩歩いても疲れません！

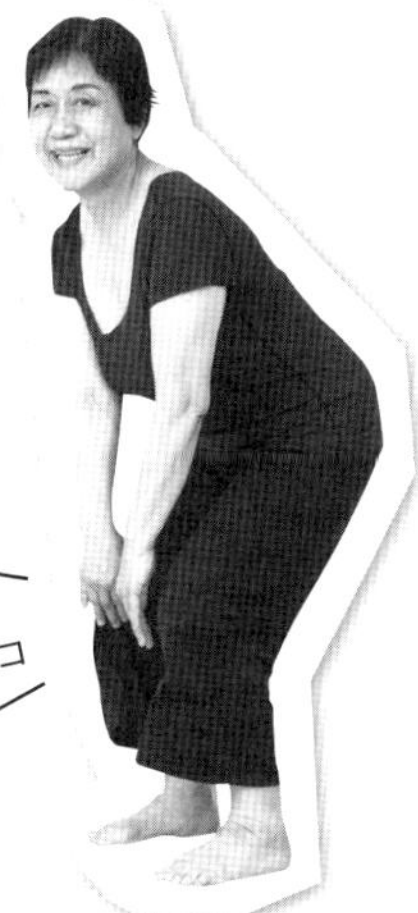

ポコ
ポコ

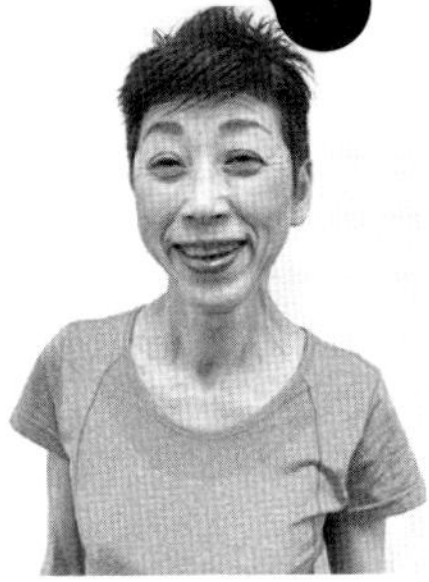

鈴木律子さん
(71歳)

介護で曲がってしまった背中が伸び、姿勢が改善!

先日、102歳の母が他界したのですが、長年ずっと母の介護をしていたため、背中が曲がってしまったんです。それで改善するよい方法を探していたときに、書店で勇崎先生の本が目に飛び込んできて、「湧氣塾」に通うことにしました。すると通い始めて半年くらいの頃に、朝起きたときに子供のように軽々と歩けるようになっていて驚いたんです。続けるうちに背中が伸び、姿勢も改善。今では背中がかなりまっすぐになり、バストの位置も上がり、弱かったひざも強くなりました。骨たたきをするとすぐ体が伸びます。私も骨たたきで母以上に元気で100歳まで生きていく自信が湧いてきました。

REPORT

体験談5

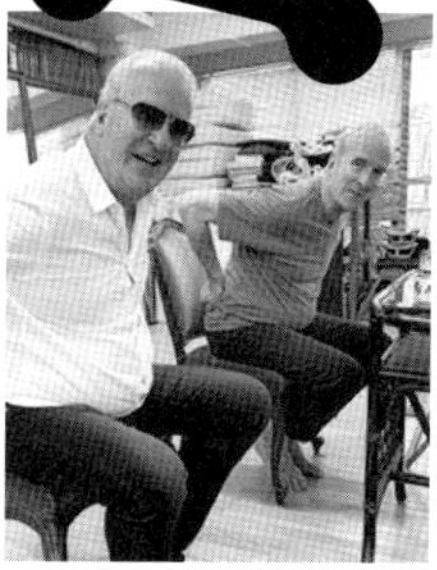

(右)ロバート ブルームさん
(68歳)
(左)ロナルド ブルームさん
(68歳)

骨たたきを習うために兄弟で来日しました！

双子の弟である私（ロバート）は、30年前に日本で働いていた頃、勇崎先生と知り合いました。首の強い痛みを治してもらったのがきっかけです。その後も先生にはアメリカで体操をご指導いただくなど、交流が続いています。

今回は、兄・ロナルドの足が循環不全で紫色に腫れて痛みが長く続いていたので、勇崎先生、森先生を頼り来日しました。3週間の滞在期間中ほぼ毎日「骨たたき体操」を教えてもらったところ、足の腫れや痛みが改善し、前のように歩けるように。また、腰をたたいたことで、二人とも姿勢がよくなったのも嬉しい効果です。アメリカに戻っても、兄弟二人で骨たたきを続けます！

特別×鼎談

生徒さんが証言！
骨たたき体操のスゴイ効果

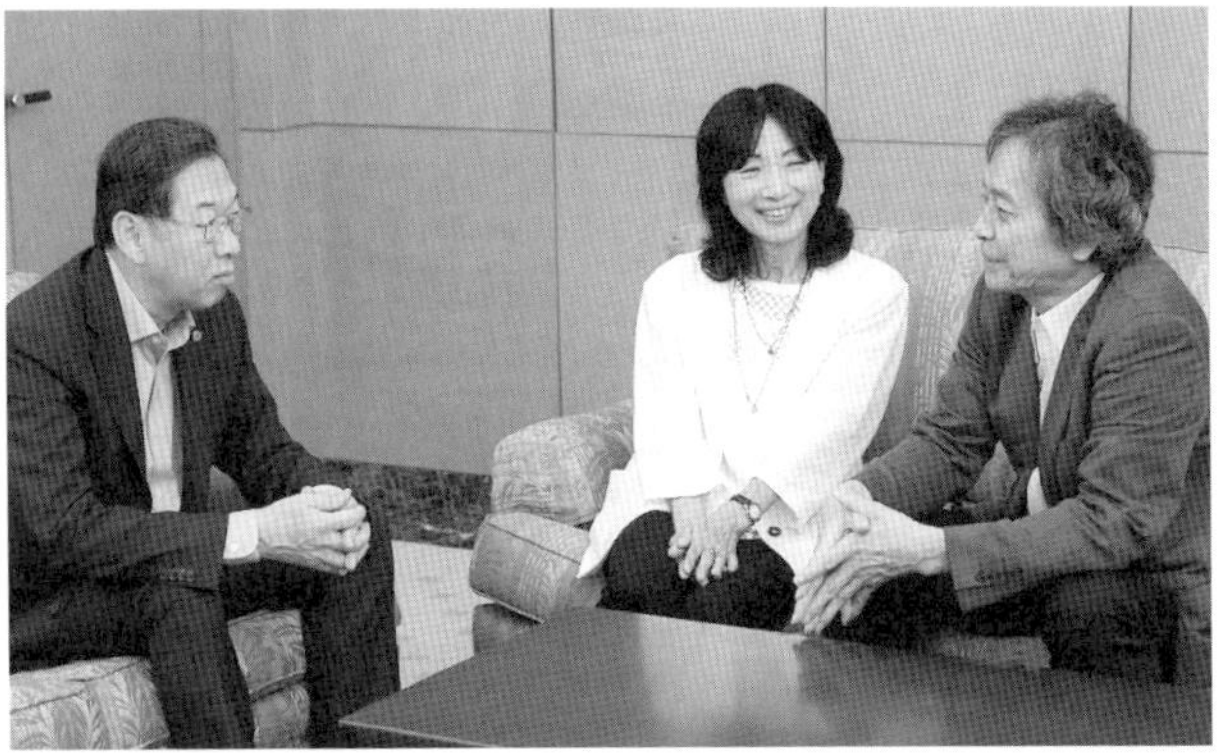

株式会社セレスポ 代表取締役社長
稲葉利彦さん

湧氣塾 校長
森 千恕

身体哲学研究所 所長
勇﨑賀雄

株式会社セレスポで代表取締役社長をされている稲葉さんも、骨たたき体操で体が元気になった一人。勇﨑先生、森先生と一緒に、体の変化や普段感じていることなどをお話ししていただきました。

――まずは型通りの質問なのですが、稲葉さんはどういうきっかけで湧氣塾に通われるようになったのですか？

勇﨑・稲葉さんが答える前に私からひとこと。稲葉さんがうちに来られた経緯を話すと多少自慢話ぎみになるので、ご自分ではお話ししにくいかもしれない部分を、私が先に話しておきたいと思います。

稲葉さんは私のところに来る10年ほど前、ほとんど不可能と思われていた中国でのデパート業を天津伊勢丹の現地法人の社長として大成功させているのです。日本企業が中国本土で本格的に事業を成功させるには、いくつもの大きなカベがあります。中国独特の人との交流、有名な乾杯《ガンペイ》！を繰り返す接待を通して中国人との信頼関係を築くことは並大抵のことではありません。稲葉さんはその中国での数年間の激務で、帰国後しばらくして原因不明の体調不良に苦しめられたのです。

稲葉・お酒はアルコール度が52度ありましたので確かにきつかったですね。決して乾杯ばかりしていたわけではありませんが（笑）。あちらの宴会が日本と違うのは、楽しく飲食を共にしながらも、実はそこには必ず依頼、打診、御礼など何らかの狙いが秘められているという点です。本当に大事なことは、昼の会談よりもむしろこういった夜の席において決まるので、私たちにとってはこの宴会こそが中国人との最高レベルのコミュニケーション機会であり、かつ、気力・体力・知力の限りを尽くした戦いの場でもあるわけです。まあ、それ以外にも、デベロッパーとの交渉が朝の8時から夜の11時まで1週間続くなど、メンタル、フィジカル双方にかなりハードな日々を乗り切ってきた感はあります。

　帰国してから10年ほど経って、湧氣塾に通い始めたときにはいろいろな不具合がありました。ひざが曲がらないので正座ができないし、歩くことも少なくなり全体的に体力が落ちていたと思います。仕事では海外出張や外出、夜の

「実行しやすくて、実際の効果に結びつくところがこの体操のいいところですね。」（稲葉）

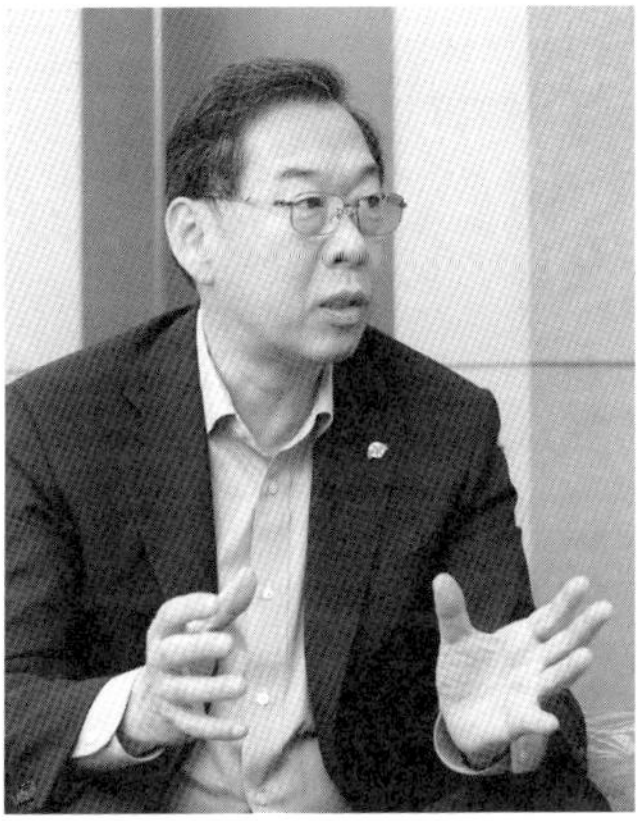

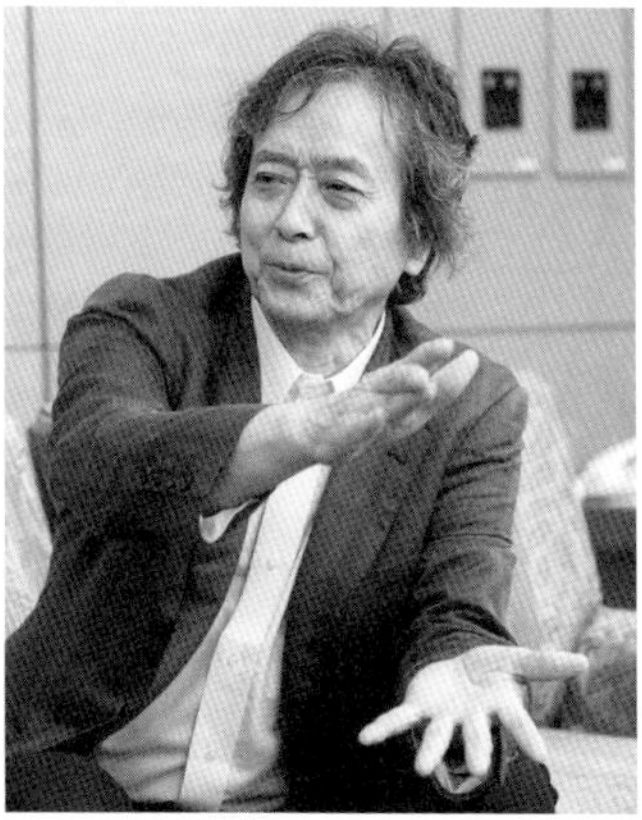

会食などをフルにこなしていましたが、逆に休日などにはグッタリしていました。都内の有名病院をハシゴして検査を繰り返しましたが、はっきりとした診断は出ませんでした。

勇崎・それはある意味で当然のことで、心身の疲れが複雑にからみ合って起こる体の病理は、単純な病名がつかないことがままあります。

「右の手足が動かしにくい状態でしたが、体操を続けるうちに完全に回復されましたね。」（勇崎）

稲葉・２００９年には、ある病院で、全身に力が入らなくなる系統の、いわゆる難病の疑いが持ち上がりました。もしその病気であれば余命も限られてしまいます。２人の子供もまだ学業の真っ最中であり、これはけっこうマズイなと思って、帰宅してから妻に「悪い悪い！　でも、今までがけっこう楽しかったからいいか」と声をかけたら、「まあ、人より少し早く歳を取ると思えばいいじゃない」と頼もしい返事。実は私よりショックを受けていたのですが、亭主をラクにさせるために、あえてそういう応え方をしてくれたわけです。

森・女性は強いですから（笑）。勇崎先生にお聞きしたところでは、生物の世界でもメスはオスより総じて生命力が強いそうですね。

稲葉・まったく妻には頭が上がりません。幸いにも、その難病の疑いはすぐに晴れたわけですが。

勇崎・人間は時として思わぬ厳しい境遇に放り込まれます。

そしてそのきつさが一定期間を超えると、まず体に大きな変調が現れてくるのです。私は何人かそういうケースを見ていますが、稲葉さんの場合はその典型でしょう。私のところに来られた時点の症状としては、右の手や足が動かしにくいということで、脳の病気の後遺症を思い起こさせるものがありました。ともかく基礎的な体力、体に力がまったくなかったのです。それが現在は、ほとんどふつうの人と変わらないところまできています。

稲葉・当時、自分では体調を改善したい思いはありました。そんなときに、ネットで湧氣塾のオフィシャルサイトを拝見して、あまり激しい動きもなく、自分でもついていけるかなと感じました。勇﨑先生のことは以前から知っており、きっと、自分が知らない体にまつわる事実をご存じではないかと考えました。そこで軽い気持ちで体験を申し込みました。初めて伺ってびっくりしたのは、仕事の場なら見過ごされるような、体の問題点が勇﨑先生にはすべてお見通しだったことです。さらに勇﨑先生がいろいろと質問してくださり、少し体を動かして……そこまではよかったのですが……そのあとに、なんと正座をするようにと言われてひっくり返りました。「あの、それができないからこちらへ伺って……」などとモゴモゴ言いながらも座ろうとしてみましたが、痛みが出てやはりできませんでした。

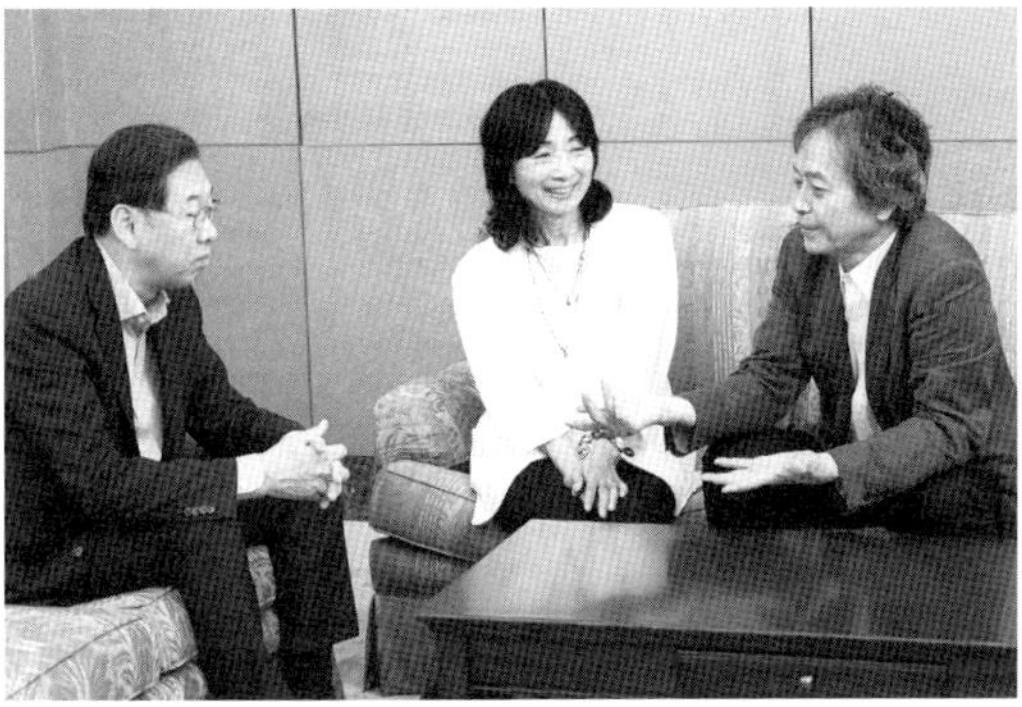

森・正座をすることに、かなりおびえていらっしゃいましたよね（笑）。

稲葉・その日は「正座は家で練習します」と言って這々《ほうほう》の体《てい》で帰宅。でも、その日のメモを見ると初めて湧氣塾に伺った日に、2016年3月26日ですが、「帰宅後、シャワーや、歯磨き、キーボードの動作をするときに右腕が軽く動きびっくり。少し続けてみることにする」と書いてあります。

森・体の調整は週に1回通うだけではなく、日常の生活に取り入れないとダメなんです。稲葉さんのご立派なところは毎回私どもの出す課題をしっかりとこなしてくることですね。

稲葉・会社では毎日午前中と夕方、先生に言われたポコポコ骨たたきと湧氣球を使った体操を行っています。どちらも5分もかかりません。この「骨たたき体操」のよいところは、わかりやすくて、実行しやすくて、実際の効果に結びつくところです。とにかく場所も時間もとらずにできるので習慣にしやすいです。腰痛が持病ぎみで、毎年のように5月はギックリ腰で苦しんでいましたが、ポコポコ骨たたきと湧氣球を腰の下に置いて寝る体操で解消しました。

勇﨑・稲葉さんは、株式会社セレスポという上場企業の社長をされています。社名はセレモニー&スポーツを短縮したものですから、これからのゴールデン・スポーツイヤーズ（2019年のラグビーワ

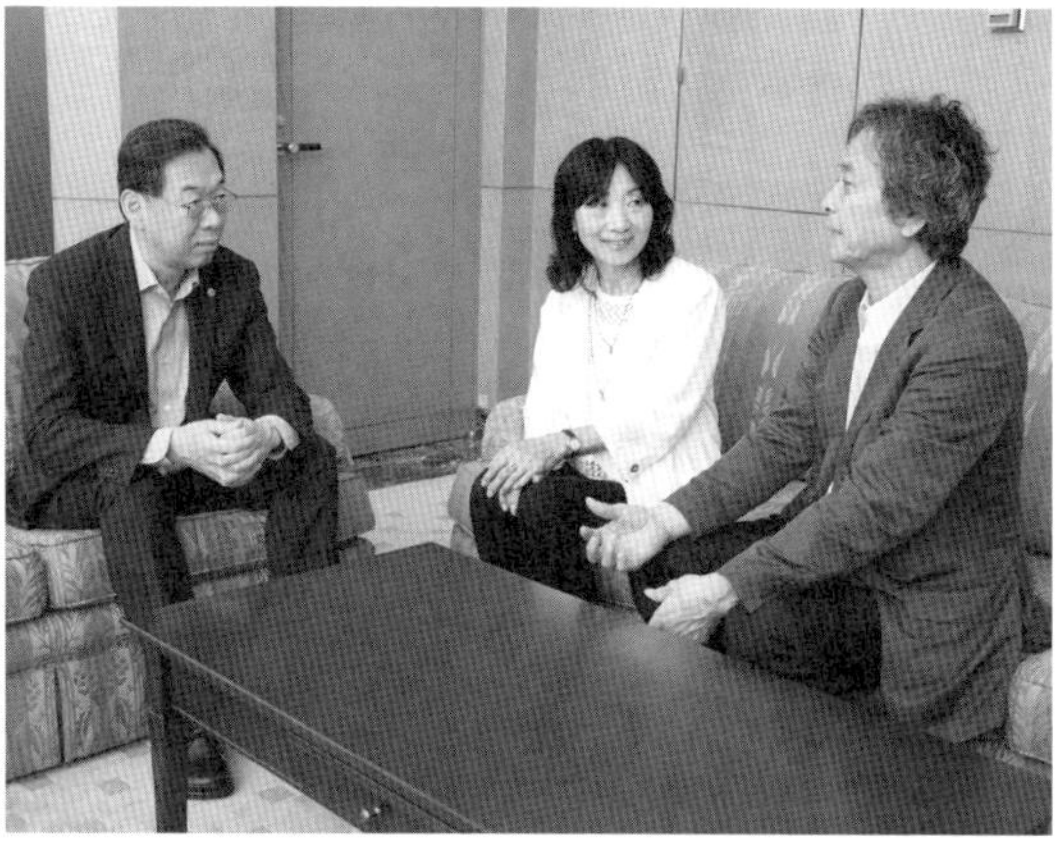

ールドカップ、2020年の東京オリンピック・パラリンピック、そして2021年の関西ワールドマスターズゲームズの3年間を指す）にはお忙しくなると思います。セレモニーもスポーツも、私の身体哲学からいっても人間にとっての大切な文化であり、体が持っている重要な知なのです。少し大げさに言えば、稲葉さんはこの難しい時局の日本を世界に向けて開放し、双方の交流を実現するビジネスリーダーの一人なのです。

稲葉・私はとても勇崎先生がおっしゃるほどの人間ではありません。ただし、弊社の経営理念は「イベントを通じて笑顔のある明るい社会づくりに貢献する」ことなので、ゴールデン・スポーツイヤーズにおいても機会が与えられるならその理念を愚直に実践していくつもりです。

森・稲葉さんが社長になられてから、セレスポの業績や知名度などが大きく上昇していますね。特にこの8年間ほどを見てみると、売り上げが60%増、営業利益は13倍、株価が5～6倍、配当は4倍ほどになっています。東京オリンピックなどを控えて、稲葉さんにともかくイキイキと知的でさっそうとしていてほしいので、私どもも少しでも力になれればと思っています。

――本日はお忙しいところ本当にありがとうございました。

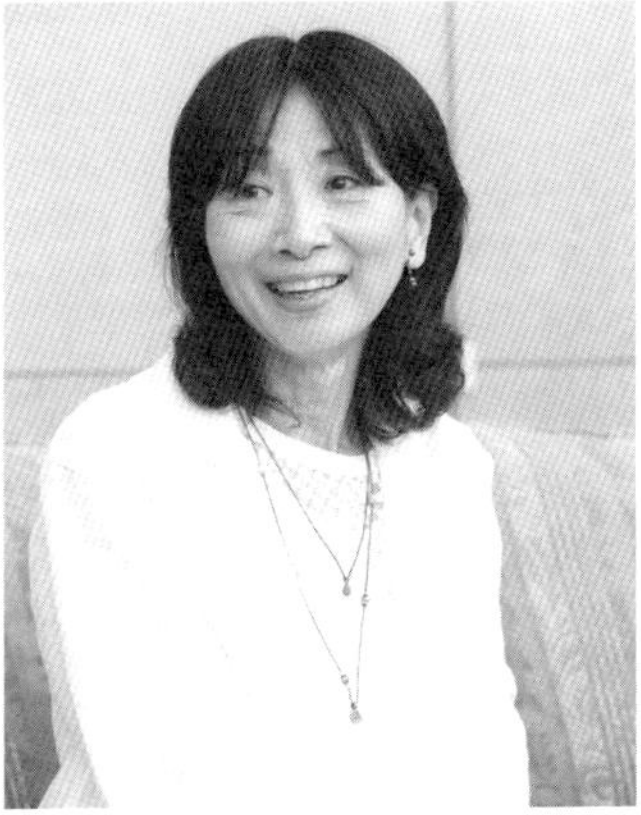

「正座することにさえおびえていた稲葉さん。今は見違えるほど健康になられました。（森）」

おわりに

いつの間にか、体を使うことを人に教えて20年が経っていました。その間ほとんど、骨を意識して体を動かすことや、骨をどれだけ元気にできるかを考え続け、私の人生、骨、骨、骨……。

そう考えると、私が6歳のときに右鎖骨を骨折したことが、今の私の人生につながっていたような気もします。その骨折が原因で、40歳を過ぎた頃から肩甲骨が陥没し胸郭が動かなくなり、心身症にもなってしまいました。そんなときに出会ったのが私の骨の師匠、「からだの学校・湧氣塾」の勇崎賀雄先生です。そして骨から健康を作る勇崎メソッドを教わって続けたら、少しずつ肩甲骨が動くようになり、骨格のゆがみが整っていきました。今では孫と一緒に走り回れるほど元気になり、実年齢より若く見られることも！

私は2015年に、東ヨーロッパのセルビアでヨガのインターナショナルライセンスを取ったのですが、そのとき現地のドクターによる解剖学と生理学の授業があり、その中でドクターが「骨は体の中でとても大切な器官ですが、いまだに骨を強くする方法はありません」という話をされました。するとそのとき、私をこのセミナーに誘ってくれたセルビア人の友人が、私を指して、**「この人は、日本で骨を強くすることを教えているんです」**と言ったのです。

そこで、骨をたたいたり、本書でご紹介した湧氣球を使って、骨に負荷をかけることで骨を強くできることを説明し、通訳してドクターに伝えてもらいました。するとドクターは私の話をよく理解してくださり、「あなたは、素晴らしいことをしていますね」と言ってくださいました。その言葉が、今も私を支えてくれています。

このように骨を自分で強くできることは、あまり知られていませんが、たたくだけで骨は強くなります。

現代は**〝人生100年時代〟で、骨とは長くつきあっていかねば**

なりません。だからこそ、みなさんに「ポコポコ骨たたき体操」を実践していただき、丈夫な骨を育てていただきたいのです。

骨は、体の中の知られざる宝物で、誰の体にも宝物が眠っています。ぜひ、あきらめずに宝探しを始めてください。人生、まだまだ輝きますよ。

最後に、この本を作るにあたり、ご協力いただいたデイサービス「金のまり」の方々、データ測定をしてくださった広島大学大学院教育学研究科准教授の黒坂志穂先生、体験談にご協力いただいた「湧氣塾」の方々にお礼を申し上げます。そして、監修をしてくださった身体哲学研究所所長の勇﨑賀雄先生、いつも笑顔で支えてくださった講談社の編集者・岡部奈央子さんと松﨑育子さん、いかにわかりやすくするかを一緒に考えてくださった編集協力の和田美穂さんにも深く感謝いたします。

令和元年九月吉日　　森 千恕

からだの学校・湧氣塾

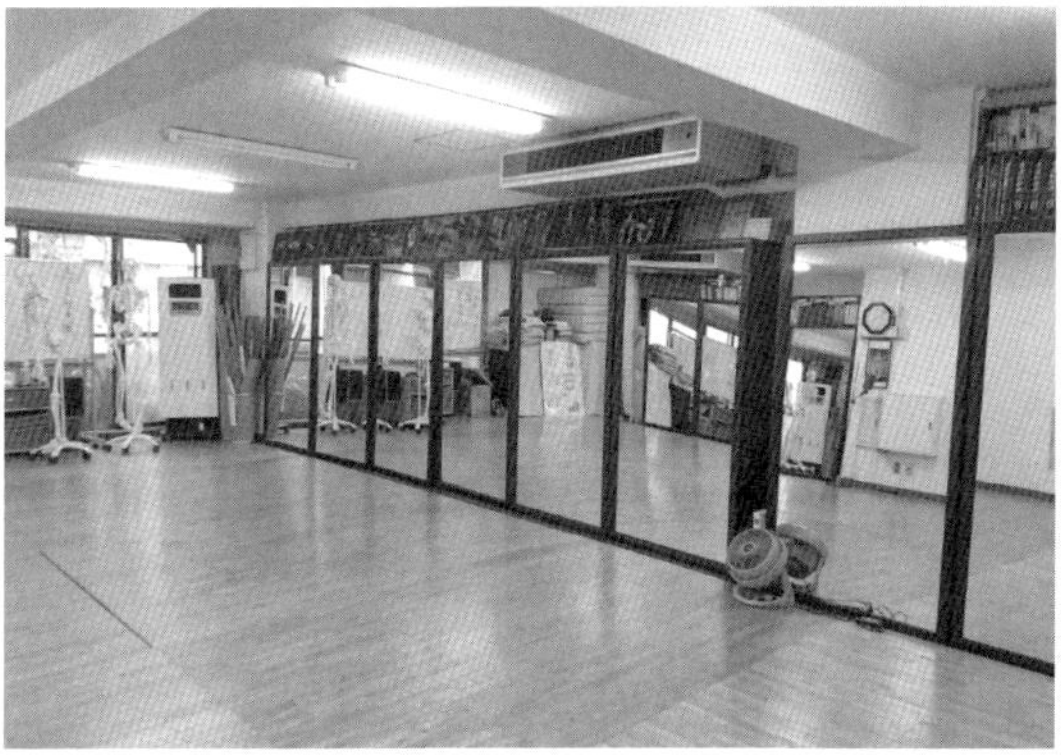

勇﨑先生や森先生に、骨から健康になる方法を指導してもらえる

身体哲学者・勇﨑賀雄先生が主宰し、森千恕先生が校長を務める「からだの学校・湧氣塾」は、骨から健康になるメソッドを習うことができる教室。

背骨を意識しながら行う「骨呼吸」や、骨と呼吸の観点から骨格のゆがみを取る「セルフメンテナンス」、本書でご紹介した「ポコポコ骨たたき体操」「坐禅身法」などのレッスンを、勇﨑先生や森先生から直接教わることができます。

体験レッスンも受けられるので、より深く習得したいという人はお問い合わせを。

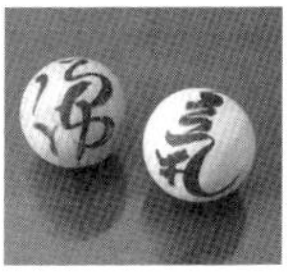

湧氣塾では、76ページでご紹介した湧氣球、球下駄などのオリジナル商品も販売しています。詳しくは、お電話でお問い合わせいただくか、ホームページをご覧ください。

〒141-0031　東京都品川区西五反田１-14-１ シンセービル３F
TEL：03-5759-4411　http://you-ki-juku.co.jp

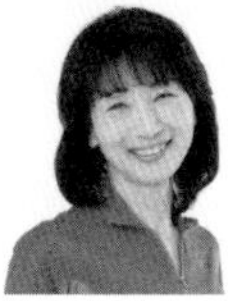

著者 **森《もり》 千恕《せんじょ》**

「からだの学校・湧氣塾」校長／ボディー・マインドカウンセラー
全国整体療法協同組合認定整体師／
ヨーロピアン ユニオン オブ ヨガ アソシエーションズ公認 ヨガインターナショナルライセンス取得

1954年、東京都生まれ。2000年から身体哲学者・勇﨑賀雄に師事し、骨と呼吸の勇﨑メソッドをマスター。現在「からだの学校・湧氣塾」の校長として、体のもつ限りない可能性を引き出す体の使い方、調整法を指導している。日商簿記三鷹福祉専門学校、朝日カルチャーセンター（新宿・横浜）、よみうりカルチャー恵比寿などで講師を務めるほか、2017年からデイサービス施設「金のまり」（東京都練馬区）で「ポコポコ骨たたき体操」を指導し、画期的な成果を上げる。既成のリハビリで十分に回復できていない人のカウンセリング、指導にも定評がある。森菜旺未《なおみ》の名前で、著書に『まだ遅くない 痛い・つらい・歩けない身体が変わる 骨呼吸体操』（パブラボ）がある。

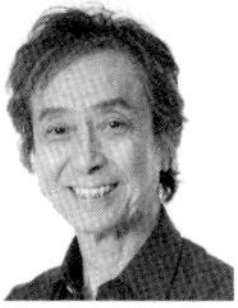

監修者 **勇﨑賀雄《ゆうざきよしお》**

身体哲学者／身体哲学研究所所長／「からだの学校・湧氣塾」主宰

1949年、東京都生まれ。早稲田大学文学部卒業。早くから「骨」に着目し、形態学、進化生物学、比較動物学などを基に独自の勇﨑メソッド〈骨文法〉を確立し、虚弱化する現代人のための健康法「骨呼吸エクササイズ」を創案。長年にわたり自らの塾をはじめ、多方面で指導を続けている。また、西洋の身体論（身体哲学）を学びながら、東洋の行法（坐禅、武術、ヨガ、気功）、特に呼吸法を徹底的に実践研究し、現代の呼吸法の盲点、俗説を完全解明した。著書に『「阿修羅」の呼吸と身体 身体論の彼方へ』（現代書林）、『脳ひとり歩き時代 ヴァーチャル脳を身体が救う』（河出書房新社）、『骨革命 筋トレよりも「骨呼吸」で足腰が強くなる、若返る』（主婦の友社※中国語、韓国語での翻訳出版もされている）、『50歳からは「筋トレ」してはいけない 何歳でも動けるからだをつくる「骨呼吸エクササイズ」』（講談社）、監修書に『まだ遅くない 痛い・つらい・歩けない身体が変わる 骨呼吸体操』（パブラボ）がある。

講談社の実用BOOK

100歳《さい》でもジャンプができる！

1分《ぷん》ポコポコ骨《ほね》たたき体操《たいそう》

2019年 9 月24日　第 1 刷発行
2023年 8 月 3 日　第 2 刷発行

著　者　森《もり》 千恕《せんじょ》

監　修　勇﨑賀雄
発行者　髙橋明男
発行所　株式会社 講談社
〒112-8001
東京都文京区音羽2-12-21
編集　☎03-5395-3560
販売　☎03-5395-4415
業務　☎03-5395-3615
印刷所　大日本印刷株式会社
製本所　大口製本印刷株式会社

ISBN978-4-06-516799-1

STAFF

装丁・デザイン　羽鳥光穂
イラスト　須藤裕子
ヘア＆メイク　千葉智子
モデル　島村まみ
写真　伊藤泰寛（本社写真部）
編集協力　和田美穂
衣装協力　イージーヨガ ジャパン
☎03-3461-6355